大展好書　好書大展

品嘗好書　冠群可期

健康加油站2

胃部機能與強健

程彬 編著

大展出版社有限公司

序言——你的胃部是否過分嬌弱？

現代的胃部過分保護的時代

談起現代人經常所吃的食物，作為主食的有米飯、麥類、麵包等等。早餐常吃半生不熟的雞蛋、豆腐、蔬菜等，中餐則吃紅燒肉、漢堡、蔬菜，晚餐吃魚、牛排等。紅燒魚、紅燒牛肉、蒸魚等經常食用，這些食物就是沒有牙齒的老人也能食之。而且最近所飼養的豬、牛均養在欄柵內，缺少運動，經過特別飼育，故肌肉較為柔軟。易於為現代人所進食，此外，我們日常吃食的白米飯也比以前柔軟。

由於常吃柔軟的食物，以致最近兒童患蛀牙的愈來愈多，大人也因為不常咀嚼食物而牙齒變軟，患齒槽膿漏的也有愈多的趨勢，此為齒科醫師之諫言，同時這種後果對於胃部也造成了困擾。

人體內具有特殊的潛在能力，例如，當火災發生或其他災難發生時，此種潛在能力就發揮無遺。胃部也是遠比我們想像中的強壯，若能強力地發揮胃部功能，那麼，即使遇到熱的食物、辣的食物，不易消化的食物，均能運用自如將其化解。

胃部所以會變壞，通常均是因為過分保護，再加上多吃稀飯、喝果汁、營養不足，胃部也就受損了。就像為人母者，為了使自己的孩子不患感冒、不受傷，讓他多穿厚重衣服來保護，卻因運動不足導致毫無抵抗力，反而容易感冒，孩子稍微受點傷，立刻請醫生敷藥，實在是小題大做了。

胃潰瘍手術後，仍有許多人像從前一樣一直吃稀飯，應儘早進食普通米飯類才好。這樣胃部功用才會轉好，能吸收營養，傷處自然迅速恢復。人體內重要部位的胃部當然應該注意保養，但若過分保護，不使其多活動，就像機械一樣會生銹，反而無啥益處的。

有人說他天生胃弱，其實，胃部就像一根竹竿似的消化管，每個人生下時，胃均是一樣。胃由原先僅有牛乳、人乳的器官，變為能消化各種食物，因其消化方法鍛鍊的不同，漸漸的有些人的胃就高人一等。

在兒童時代的重要訓練期，有些大人卻自以為是的判斷這種食物吃了會消化不良，那種食物吃了會容易中毒，而使孩子偏食。

胃下垂雖與天生體質有關，要使之完全恢復正常或許非常困難，但是，若認為因胃部肌肉或支持胃部的肌肉柔弱，而經常多進食水分多及營養價值低的食物，將會使胃漸漸下垂，又因營養不足，而使胃部肌肉更弱。

用法得當才能使胃部強健

在健身院不斷地鍛鍊身體，會使肌肉隆起，多登山或跑馬拉松，體力就會變強。而胃部若是狼吞虎嚥的吃食，或是一天中不斷的進食，非但不能達到鍛鍊強健胃部的目的，反而致使胃部變弱。

關心自己胃部的人都知道，要有超人的胃部是不可能的，當然也無須達此境界。只要胃部能舒服，具有正常功能，能多吃食，多飲酒，過後不吐不醉就很不錯了。

人類社會雖然加速在變化，但人類的器官卻無改變。人類的胃與在幾萬年前就吞食野獸、生食魚、貝以及野生果物、米、麥等等的祖先的胃並無兩樣。

胃部的力量，若僅發揮七〇%或八〇%還是不夠，要使之達到一〇〇%才是最健康。雖說胃部不錯，但還是有限度的，而知道胃部情形的就是食慾。

感到空腹時，由於體內營養的需求，胃部就準備吸收食物，在飽腹不想吃時，胃部就發生訊號，不想接受食物。

人類的生活，大體上是如此反覆著，自然而然決定一日所需的食物量，一日兩次、三次，有時四次的進食。進食的次數與時間均決定了，而胃部也照如此地活動著。

但是，有時人類只考慮自己的立場，而改變預定的時間與次數，不管胃部如何反應，要使它照單全收，這就為難了認真工作的胃部了。

即使再強壯的胃也有其弱點。此為控制胃部活動的自律神經「監督」，為了諂媚其上司「腦部」，在腦部焦躁不安、悲傷、高興時，就看著上司臉色行事，而亂向胃部發出停止工作的命令，此種胡亂的命令，使胃部無法忍受。

緊張給予胃部的威脅，是由於上層的腦部混亂，使胃部受到牽連，由此引發的胃神經症，可說是胃部苦悶之象徵。

人對於自己消化工廠的胃部之實情應多加顧慮，善加經營才好，多給與營養及氧氣，不要做出增加胃部壓力，加重胃部負擔的事，使之工作正常規律化，工作時工作，休息時休息，適時得宜才好。

本書之目的在於使讀者能充分了解強健胃部的方法，使胃部功能不太能發揮的人，能十足發揮其功能，進而強壯其他組織器官，若是有嚴重胃病者，最好能早日接受醫生診療才是上上之策。

目錄

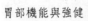

第四章　食要定時、定量

——生活有規律才能強胃

第五章　與胃成為好友之策

——深知胃性才能強胃

第一章 過分保護胃部反而變弱

——多用牙齒咀嚼食物，胃部就會變強

胃部不適時只吃稀飯會得反效果

某家旅館的老闆娘，因為生意經常做得較晚，生活很不規則，胃部常感不適，不太有食慾。常以稀飯配蔬菜、魚肉果腹，水果也不吃，僅喝果汁，宛如斷乳的嬰兒所吃的食物一樣。

剛開始還感到胃部未有異狀，但過了一段時間後，忽然感到頭暈而昏倒於地，被送到附近醫院診療，經醫生檢查結果，是低血壓與貧血症，又照X光檢查，發現她的胃已縮小了很多。醫生勸她增加食量，什麼都吃，現在身體已恢復健康，胃部情況良好。

米飯與稀飯營養價值的比較，以一日份各食二碗計算，米飯卡路里量為一千一百，而稀飯僅有五百卡路里弱，五分薄稀飯又僅有其一半。

而脂肪、碳水化合物、蛋白質，全稀飯僅有乾飯一半，五分稀飯僅有其四分之一以下，由營養價值看來，稀飯是僅有米飯的一半而已，每日雖同樣吃兩碗，但其對身體的影響卻很大。

同時，稀飯及果汁過於柔軟，根本不必經牙齒咀嚼，在腹部又易消化，這也是個問題。

從前病人手術後，常吃三至五分飽的稀飯，恢復正常飲食大約要一個月，但是，現在胃潰瘍手術後，經過四、五日，即可吃普通伙食的人較多，這樣傷痕也較快痊癒。

早點恢復日常的飲食，就能多攝取營養；多咀嚼食物，唾液的分泌才會良好，因為反射作用的緣故，胃部的活動以及胃液的分泌也較高，胃部自然就增強活力。

在胃部正常活動的狀態下，若因為有時稍微感到胃部不適，動不動就吃稀飯、果汁，反而對胃構成困擾。

特別是患有胃下垂的人，多吃柔軟的東西，以及水份多的食物，對於本來就柔弱的胃部肌肉，更會鬆垂，漸漸地胃的消化能力也就愈來愈差。

胃本是人體非常堅強的臟器，要讓它的功能充分的發揮才好，吃堅硬的食物雖然消化時間較長，但若過分考慮消化的好壞，將會導致不良的後果。

現代所煮的米飯，昔日為病人所食用

依據最近科學技術中心調查「食品標準成分表」的結果，發現一般人大多討厭用牙齒咀嚼硬的食物，而喜歡柔軟易食的食品。

例如，在十多年前經調查麵包水分含有率為三五％，現在調查的結果為三八％，有些麵包含有的水分甚至超過四〇％。顯示現今的麵包已變為柔軟了。而紅燒豬肉也由含有三八％的水分，變為六〇％，火腿、香腸的水分含有率也增加不少。

這是為了投消費者的喜好趨勢而改變所導致的。食品業的大製造商們均一致認為最近消費者喜好柔軟食物，用牙齒咀嚼的堅硬食物銷路較差，有賣不出去的趨勢。

這種傾向並非始於今日，可說是隨著人類的進化，而所製造的食物也漸漸變為柔軟。以米來說，大約距今二千年前的人所食的米飯均為「硬飯」，而現在所煮的飯，又去掉營養豐富的中皮，且吃稀飯的人也越來越多。

昔日食糧的供應非常豐富，柯樹、栗、胡桃的果實、蕨類、欸冬、山芋、松茸等山產食糧皆常食用；海岸邊有魚類、貝類，山內有野雞、野鳥、鹿、野豬等動物，食物所需並不匱乏。料理作法簡單，以現代人的眼光來看或許不太容易消化，味道也並不講究。

但據說以前的人其體格是非常壯碩的，上山下海的體力充沛，為現代人所不及。這可能就是就近取其自然型態的食物消化吸收，所以體格棒、體力好，消化量特別強。

像如此強韌的胃，現代人卻常吃昔時病人才吃的食物，當然，胃部會漸漸變弱了。

從百萬年前以來，人體內的構造幾乎甚少有變化，而胃部當然也無急劇變弱的理由。所以變成如此，是因為胃部處理食物的方法不當。

人類對爬樓梯感到煩厭，因而發明了電梯，此種方法反而削弱了足部的耐力。咀嚼食物感到厭煩，改吃柔軟的食物，過於保護牙齒、胃部，自然而然的也會減弱了它的功用，這是同樣的道理。

「整個」吃下，完全攝取營養，對胃更有益處

為了鍛鍊胃部，我們必須多咬嚼堅硬的食物，這樣，腹部的消化機能也能夠多活動。而「整個」吃下食物，為一良好方法。吃蘋果、小魚等食物均不要剝皮，頭部也不殘留，「整個」咀嚼吃下是最好的。

「整個」吃下時，口中多咀嚼，亦能適度地刺激腹部的消化活動，胃亦能

勇猛地強力發揮其功能。同時「整個」吃下食物，完全不浪費食品，營養也能平衡攝取。況且營養平衡的攝取，對胃部的活力有很大的助益。

例如，女性愛吃的地瓜。不管是烤或炸地瓜，均剝皮來吃的人較多，殊不知地瓜皮中含有許多維他命類及消化澱粉質，所以，去皮來吃地瓜實在是一大失策。

吃芋、薯類的食物所以會感到胃部淤脹難受，多放屁，就是因為沒連皮一起吃，只要將皮的部分洗乾淨，連皮吃下，就不礙事。

有許多主婦到菜市場買蘿蔔，都要求老闆將葉子除掉，這是不智的做法，其實連葉子也可食用，如蔥也同樣不要只吃白色部分。

蔬菜雖然含多種維他命、礦物質，但其白色部分與綠色部分之含有量又有不同的區別。

例如，蔥同樣是一百公克，綠色部分維他命A含有量為七百單位，鈣的含有量為一百毫克，維他命C四十毫克，而白色部份維他命A含有量為零，鈣為二十毫克，維他命C含有量僅有二十毫克。蘿蔔也是如此，白色部分不含維他命A，鈣的含有量僅及綠色葉子的五分之一。

一般人日常飲食方面的卡路里、蛋白質、脂肪、碳水化合物的攝取量尚稱理想，但黃綠色蔬菜的攝取則稍嫌不足，所以，捨棄蔬菜營養高的葉子實在太可惜了。

蘿蔔葉及蔥的綠色部份均可吃食，只要料理得法一樣很好吃。最近孩子們所喜歡的食物為漢堡、三明治、牛排等，吃魚也只吃魚肉，不吃魚頭，骨刺較多的魚，較不喜歡。

但人體所需的鈣質的補給，在魚骨上實在佔重要分量，將小魚煎炸來吃是很好的。此外，用魚骨燉湯也很好吃且富營養，又容易吃食，魚頭骨含有多量各種維他命、鐵質、磷等，特別是對於發育期間的兒量，以及骨頭易碎的老人均有幫助。若不吃魚骨，也可以用雞骨燉湯來吃，效果亦不錯。

此外，如動物的內臟、腸類對人體也有裨益，其營養價值超過肉的部分，它的苦味能促進胃部的活動力。「良藥苦口」，其苦味刺激喉嚨時，傳送到腦中樞，對胃消化液的分泌有助益，苦味的東西有健胃、整腸的作用。

中國人是料理的天才，中國料理對雞、豬、魚等從頭到腳爪均能盡善盡美的加以烹飪，全無浪費。且喜食內臟，動物內臟價錢也不便宜，在祝賀生日、長命百歲時，常用豬腳做為壽禮。

日本家庭也將鮭魚頭切成薄片，放入醋，美其名曰「醋膾冰頭」，或將小鯵魚紅燒加醋來吃，料理巧妙各有不同，但總以「整個」吃掉不要浪費為佳。

能充足攝取食物的養分，為保持身體健康的秘訣，為了使胃部強而有力，「整個」吃完的料理，必須普遍流行才好。

蔬菜中的纖維質具有強固胃腸的作用

蔬菜、水果中富含維他命，對人體有益，這已是人人皆知的常識。有許多人討厭吃蔬菜而改吃水果。有些人早上僅喝一杯果菜汁當早餐。

蔬菜與水果相比，共通點為維他命C含量豐富，為強鹼性食物，含有纖維質，而其他的維他命、礦物質之含量，則水果不及蔬菜。若僅喝其汁的話，纖維質均被浪費掉了。

植物的纖維不易被人體的胃完全消化，但是，卻另有多種令人意想不到的效用，此已被明確證實。

一位祖母級的女性酷愛養貓，貓子、貓孫總共約有十隻以上，而讓牠們吃食和自己所吃的同樣的食物。當然老人家所吃的食物較為柔軟，不必大費周章的咀嚼，因此有一隻貓死掉了，死因為腸癌。

這隻貓的胃腸過分受保護以致喪失本來的能力，特別是食物中的纖維不足會導致腸癌的發生，此病症並不僅發生在貓身上而已。

國人昔日患胃癌者很多，腸癌者較少，但近二十年來，患腸癌的人數有逐漸增加的趨勢，實在令人擔憂。腸癌起先發生於歐美較多，可能是因最近國人飲食方式漸趨於歐美方式的關係，以致患者越來越多。

例如，移居夏威夷的台灣人第一代到第二代、三代患胃癌者逐漸減少，而患腸癌致死卻增多。往日國人吃的方面為蔬菜、豆類、穀物、海草等纖維的攝取充足，但自改為歐美式吃法後，植物纖維的攝取就不足了。

為什麼纖維具有預防腸癌的功效呢？其理由之一為纖維多的食物，能使排便量增多以及排便次數增多。因而食物的殘滓，通過腸部的時間較早，即使其中有致癌物質在腸中發生作用，其時間也變短。而且腸中有各種細菌能幫助消化，若攝取纖維物質後，抑制致癌物質的細菌群就增多。

將致癌物質給予老鼠食用，其腸癌的發生率也較高，若將纖維含量多的小麥、麥糖給予因腸癌將死的老鼠食用，其癌症的發生率確實減少了。

纖維又含有妨礙食物中膽固醇吸收的性質，能使血液中的膽固醇減少，糖尿病人食後血糖就不會上升。

由於植物纖維有多種顯著功效，備受世人矚目，一些美國麵包製造商立刻在麵包中滲入紙漿纖維，且大發利市，引為一時趣談。

哪些食物中含纖維較多，雖然沒有在各食品中如「食品分析表」式的定量測定，但經過多次的實驗證明，含有纖維較多的為高麗菜、胡蘿蔔、茄子、番茄、萵苣、豌豆、蠶豆、草莓、小麥、羊栖菜、紫菜等。吃炸豬排，若能拌著番茄來吃較好，因番茄具蛋白分解酵素作用，能幫助肉類的消化，同時纖維的功效也很顯著。

不必過分考慮食物消化的時間

有位小孩的母親說：「我們家裡對於孩子日常飲食均極注意，例如，生雞蛋對胃消化不良，我們都吃半熟雞蛋。」她對於孩子們食物的消化時間未免考慮太周密了。

一般說來，熟的食物經過煮過之後，比生的食物容易消化。但蛋白質經火加熱過度時會凝固，因此，蛋是半熟的較易消化。

蛋在胃內停滯時間，生雞蛋是三十分鐘、半熟雞蛋為一小時三十分鐘，煮熟的蛋為二小時四十五分鐘。但是，蛋在人體胃內滯留時間，因人而異，當時的身體狀況及情緒方面的差別，影響也很大。

除了患有重病者及老年人外，普通一般人及活潑的小孩們，不必過分考慮雞蛋是生吃或熟吃的問題。

在飯中加入生雞蛋來吃，所以會引起胃部不舒服，那是因為蛋白部分將飯粒包捲，而吃食時又不咀嚼就將飯吞下，才會如此，如果能稍加注意，只將蛋黃拌飯趁熱吃就沒問題。

關於胃內食物滯留時間的問題，胃內不易消化的糕餅反比被認為消化較好的麵類短，而魚類生魚片為二小時，若燒煮再吃要費三小時以上。在胃內停滯時間最短的是水與啤酒。

若認為胃中停滯時間較短對胃較好的話，那麼光喝水和啤酒不就夠了嗎？

烏賊、章魚、貝類、筋肉，不易咀嚼，消化時間也長，但和植物纖維一樣並非完全不能消化。

兒童、及年輕人，反而更應多吃一些硬固食物，以鍛鍊牙齒及胃部。

胃腸不好當然大多是由於消化不良，這是大家熟知的普通常識，但日常生活中也不必過分計較於食物消化時間長短的問題，徒增庸人自擾而已。

食品衛生觀念雖要注意，但過分計較會得反效果

當小孩子用手抓東西吃時，為人母者就會柳眉橫豎，開口大罵孩子行為的不當，不知衛生，此一叫罵場面我們經常可見。

注重衛生是很好的觀念。昔日奪取人類性命的傳染病，隨著最近文明的高度發展及醫學上抗生物質的發明，已漸銷聲匿跡，而且衛生知識之普及，衛生狀況已改進不少。但是，過分神經質的注重衛生，反而會使胃腸的作用變為混

亂，抵抗力及消化力減弱。

一對眼科醫生夫妻，先生體格為苗條型，一看就知道是神經質的人。當他治療一位患者後，一定用消毒液拼命的洗手、漱口。若有一隻蒼蠅飛入屋內，一定不敢用餐。

反之，他的太太則是粗枝大葉型的女人，平常一直笑口常開。除非她丈夫嚴厲地要她洗手，她才大略地洗一下，但從不消毒、漱口。可是平常很注重衛生的先生卻反而經常下痢及傷風，而太太一年到頭不曾感冒。超乎常理，過分注重衛生反而帶來不良影響。

研究實驗室，常在無菌狀態下飼養白鼠。但這些白鼠生命力極脆弱，雖然用心的照料，仍然很快的就死去。由白鼠的例子看來，人類若過分保護或許也會如此吧！

日本人到台灣旅行，和導遊一起驅車往南部一遊。中途在路邊一間簡陋飯館用餐。注重衛生的日本人大概不會來這種飯館吃飯，偶爾有些日本觀光客由於好奇心的驅使，僅進去看看不吃又跑出來，導遊見狀而笑。

的確店內髒兮兮，空間又狹小，食具有些瑕疵，椅子也搖搖欲墜，不太穩固的樣子，坐著實在不太舒服。

但是說實在的，台灣料理確實美味可口，價格又便宜。飽吃一頓僅花一百多元，並非笑話。豬腸、連皮豬肉、炒螃蟹均上桌。雖非生的食物，但即使已眼見不潔的食物，經過煮、炸後，照樣吃得津津有味，食物雖經多日放在那老舊的電冰箱中，拿出來煮後仍可安心食用，好像吃了經過長時間細菌繁殖之食物越安全似的。

人云：「視覺（非視力）之發達，是文明之發達」，特別是日本人，自昔日以來視覺文明就很興盛，日本料理之美似乎也是從此而來，但愛好視覺之美反而並非好事，也許更容易得胃神經症呢？

預防食物中毒，體內抵抗力極重要

雖是文明國，但食物中毒之例也屢見不鮮。食物中毒的原因，有些為食品含毒，如毒菇、菌類。大概均因其約佔六〇～八〇%的多數細菌性。

這些細菌有許多種類，例如肉類，特別是雞肉含沙路蒙里拉菌（Salmonella音譯）較多。海水魚、海鮮類含導致腸炎的桿狀菌（Bacillus）、比里歐菌（音譯）、葡萄狀球菌等。

其中以桿狀菌最有名，經實驗結果發現食品中為了防止桿狀菌之發生，而滲入的AF2殺菌劑，具有發癌性及遺傳之惡劣影響，現已被停止使用。桿狀菌的毒素比毒菇類更強，稍微煮過仍不能殺死它。但此菌的弱點為懼怕酸類，若用酸味來殺菌，最有效果，有些飲食店因為食品的味道變味就丟棄，這就牽涉到衛生問題，但是十分注意也並非一定正確。

以人們日常所呼吸的空氣及所吃的食物，要完全排除細菌是不可能的。大體上來說，人體內含有種種的細菌及濾過性病原體（Yiyas），它們在人體內築巢而居，這對於人體到底是有益或是有害，在醫學上也實在不太清楚。總之，即使我們十分注意衛生，要完完全全將細菌消滅那是不可能的。

一九〇〇年時，德國的培登可法（Rettenkofer）及法國的米奇可夫（Metchnikoff），兩位名醫作了有趣的試驗。

他們兩人和數位好友，一同喝下一杯霍亂菌的培養液，以觀察其後果。他們雖在糞便中發現霍亂菌，但是，試驗者中只有數人得輕微下痢，真正得到霍亂病者，卻一個人也沒有。

因此，即使十分注意衛生者，會生病的人照樣會生病，不會生病的人照樣不會生病。

吃下同樣食物，中毒的人與不中毒的人，他們的差別即在抵抗力的強弱。

生病之源——細菌雖進入人體內，但胃具有殺菌作用，人體其他組織也具有防衛作用。但在夏天，飲水過量、過食、睡眠不足、疲勞時，人體的防衛組織作用就變弱了。

在人體的腸內常住著對人體有益的大腸菌，但如果體內抵抗力全無時，就會繁殖而引起下痢、發燒症，或發生膀胱炎等，日常發生的病症。

昔日旅行時所以要注意飲水，那是因為水土不同的地方，所含的礦物質也不同，或許含有細菌也說不定，又因旅途疲憊，身心疲乏，常導致胃腸變弱，因而水土不服，胃腸容易受損，所以要注意飲水。

多吃良質脂肪並不會停滯在胃內

由於油膩食物在胃內不易消化，大多數人都不喜歡油膩食物。的確，脂肪比其他營養素在胃內滯留時間較長，導致消化不良。

然而脂肪大部分是十二指腸所消化，對於胃並沒有多大關係。若患有膽囊症者，膽汁釋出時，脂肪更難被消化，因此，要特別注意脂肪的攝取。

脂肪所以被認為不易消化，是因為攝取到的不是良質的脂肪。如果能攝取到新鮮、良質的脂肪，對消化決不會是不良的。

脂肪幾乎不在胃被消化，由胃到十二指腸的脂肪，因膽汁與膵液中某種酵素的作用而被分解為脂肪酸。脂肪不溶於水，故無法完整被腸壁所吸收，而必須被分解為脂肪酸為腸部所吸收之後，再合成核酸蛋白脂肪，經過胸管的淋巴管運送到肝臟。脂肪酸是刺激性很強的物質。若不經合成再運送的話，會破壞血管，所以才有此複雜的操作。

此脂肪酸若大量到達腸部，會刺激腸壁而造成下痢。特別是存放過久的油及奶油、羊及兔的脂肪等劣質脂肪，吸收過程均較費時間，脂肪酸的刺激也變強。總之，這些脂肪的分子量很大，分解、吸收費時。反之，分子量小，良質的油類，比較容易被腸部吸收，其吸收速度與糖分大約相同。

植物油對人體較有益處，最近開始盛行起來，但若常高溫炸食物的話，其成分就會起變化，胃腸弱的人及老人最好吃新鮮的植物油。

一位洋人到士林夜市，吃了四人分的「天婦羅」仍滿不在乎，似乎肚子尚未填飽。

日本式的料理脂肪較少，與西洋人比起來，西洋人的消化管一日平均消化一百公克以上的脂肪。而東方人平均脂肪攝取量最近雖已達四十公克，但與歐美人相比尚差三～五倍左右。

在美國某家醫院減肥治療的低脂肪菜單。低脂肪早餐吃臘肉、蛋，一日的脂肪只達八十公克。醫院內的營養調理人員說雖然一日供給病人有八十公克脂肪，但患者仍感到不足，經常發牢騷說吃不飽。

美國一般中等家庭，他們日常用餐情形。早餐一人份大約吃奶油麵包或奶油炸的麵包二片、鹹肉四片、雞蛋四個，此外，還有沙拉、水果。東、西方人對脂肪的喜好根本就不太相同。

我們日常以米食為主體的碳水化合物較多的飲食為主，碳水化合物分解酵素較多，脂肪消化酵素較少。對於油脂的攝取較不習慣。

因此，對於脂肪較排斥者，應該慢慢地試著使之習慣，就能漸漸增量地攝取脂肪，一日兩次、三次，即使少量也好，漸漸地習慣了，就不覺得油脂食物對於胃部是不消化的食物。

混食兩種食物而中毒在醫學上全無根據

昔日在一般農村的家庭裏，牆壁上均貼有「混食兩種食物中毒圖」，其意為混食兩種不同食物，有些會引起中毒現象，至今仍有許多人相信此事。

混食兩種食物而中毒之代表例子如下：鰻與鹹梅、天婦羅（甜不辣）與西瓜、蟹與小豆、馬鈴薯與薄荷、章魚與柿子、蝦與胡桃、蝦與牡蠣、蘑茹與菠菜、蛤與玉蜀黍、青花魚與李子、南瓜與酒等等。

這些食物混食會中毒毫無根據，我們試著分析其混食的結果如下：

例如，鰻、天婦羅含油脂較多，消化時間較長，若一次大量吃下過多的話容易引起下痢。而西瓜較冷、水分較多，吃下的話胃內的溫度會下降，使胃酸變薄，而易妨礙消化作用。此外，如鹹梅、未熟的梅子等含有青酸較多，吃下過多也不好。

這是前面幾種食物的分析，其他的食物也簡略分析一下。

蟹與蝦、貝類，由春天到夏天容易附有食物中毒的細菌，而且因生吃較美味，所以，生吃中毒較多。馬鈴薯煮過稍微放久，容易腐敗，蘑菇、菌類有些帶有毒性，不容易分辨。而青花魚吃後容易引起皮膚過敏。

由此可見，所謂混食者，可能是由於昔日過食而引起中毒的人，當時將一起吃的食物記下，而傳給後世，以致有此誤說。

醫學上來說，對於這些食物的混食，並不須過分擔心。若過分加以限制，反而對胃不好。

在此稍微改變話題，即所謂現代的混食問題，如胺、氨基化合物。這些物質在魚類、乾物、燻製烏賊、鹹鱈魚子內含量較多。

此外，含亞硝酸鹽的物質，如火腿、香腸、鮫魚子、鮭魚子內使用此做為發色劑者較多。還有最近蔬菜由於使用化學肥料，含硝酸鹽較多，這些硝酸鹽在體內變成亞硝酸。

此胺、氨基化合物類及亞硝酸鹽，若單獨時對人體還不致於造成多大的害處。但此兩者若在胃中出現時，會變成Ｎ·尼多羅素·胺基化合物。此Ｎ·尼多羅素化合物被疑為是導致胃癌的發癌物質。若是如此，則現代的混食比昔日更可怕了。但也不必過分擔憂，人的胃黏膜若不斷地鍛鍊，要排除這些發生胃癌的物質並不困難，經過鍛鍊後的胃已具備此能力。

麥飯能增強胃黏膜

麥飯（大米大麥混合做的飯）實在說來並不好吃。乾巴巴的與米飯的口味簡直不能相提並論。雖然難以下嚥，但其效用卻很大。昔日某大臣言：「貧者食麥」，它雖較賤卻富營養，尤其是對胃的功用貢獻頗大。

也是維他命的泛酸（維他命B複合劑內一種要素）是製造人體內黏膜的必要物。若泛酸不足時，消化管的黏膜就變弱，容易引起口內潰瘍、胃潰瘍、十二指腸潰瘍等症。反之泛酸若增加時，能強化胃黏膜。麥飯就有促進泛酸合成的成分，具有強胃作用。

米的澱粉黏性很強，對胃加重負擔，若與麥混合時黏性較少，胃較容易消化。白米在胃內滯留的時間一百公克為二小時十分，同樣地麥一百公克量只須一小時四十分。

而且吃白米時容易多攝取過量鹽分。結果引起心臟病或腎臟病，麥飯則無此憂慮。

依據日本國立營養研究所，以白鼠所作的實驗顯示：吃大米、麥混合的麥飯，白鼠持久力強於只吃白米的其他白鼠，將它們放在一公尺的機器轉動皮帶上讓它們走動，勝敗就一目了然的分出來了。

精力之源——麥不僅含有豐富維他命B群，還含有鈣、鐵及白米所沒有的其他種類的氨基酸。並且與白米被消化吸收的曲線也不同。由米被消化的曲線來看，是急速地彎曲，而麥澱粉則極平穩。若兩方的平衡良好時，能量的供給就能持續不斷。

從前修行的僧侶們飲食極為簡素，一湯、一菜，動物性蛋白質概不攝取，但他們卻能從早到晚忍受修業之苦，主要就是他們主食以麥飯為主。有些禪僧雖只吃麥飯、素食，瘦骨嶙峋，但卻長壽而健康。

再舉只吃粗食而健康例作參考，日本江戶時代的二宮尊德，他將米、麥各分半混合，一日五次吃食，佐以味噌湯、醬菜，過著簡素生活。但其體格卻壯碩，腳下著木屐，一日行八十公里而面不改色，習以為常。

古時候，人們麥均與米混合吃，最近因為人們較求享受，愛吃美食，使用量與生產量已急遽下跌。若與米混合一、二%來煮，並不會多難吃。實在說，只要細嚼的話味道並不差，若漸漸吃習慣了，可增加混合的份量。

由麥飯對人體的健康效用看來，現在應該改說「富者食麥」了。

常吃薏仁可矯正快食、過食的惡習

提到麥飯，使我們聯想到薏仁，薏仁對胃很有益處。從前是用來去除疣的藥，現代人也利用薏仁來治療皮膚疾病。且對於黑斑、老人斑、腫疱也非常有效，能夠美肌，是女性的美容食物。

薏仁雖不算是麥，但也是稻科的植物，與米可算是同宗兄弟。漢藥稱為薏仁，具有滋養、利尿、鎮痛、排膿等效果，在民間廣泛為人所使用。

在中國常煮薏仁湯給幼兒喝，可促進發育、預防疾病，又可增強肺結核患者的體力。

薏仁含有多量蛋白質、維他命類、礦物質，且具有抑制體內細胞異常的增殖，去除疣（瘤）及補助治療癌症，有些大學醫院即使用此法。

吃薏仁之後，尿液排出量較多，能消除浮腫、通便，常被使用為慢性便秘者的通便劑。對於膽固醇較多者亦有極大好處。

薏仁對於去除疣的確具功效。

S先生五十六歲，為某公司課長，因高血壓而常到醫院治療。他上唇長有一顆大的瘤，要將它割除也不敢嘗試，不知如何才好，最後只有勸他多吃薏仁試試看是否有效。持續一年後，有一天突然那顆瘤越變越大，呈紅色但柔軟。經過二、三日後，洗臉時忽然被消除掉了。

薏仁對於消除胃部的腫瘤也具有令人意想不到的效果。

因為S先生在三、四年前胃部接受檢查時，發現胃部有四個小腫瘤，他的胃部常感不適，即由此導致的。在他唇上的腫瘤去除後，他想或許胃部的小腫瘤也許被消除了，於是他要求醫生檢查看看，經照X光後，由照片中看來的確胃內小腫瘤已被去除得一乾二淨。

薏仁對於解消胃黏膜的腫瘤的效果，由此可見一斑。

薏仁作飯與糙米一樣必須盡量咀嚼，急速地吞食對胃有不良影響，若常吃薏仁，自然而然就可改掉快食的毛病。

薏仁也有許多種類，顆粒較白的精製品，營養與藥效均較差。以食用包有中皮者為佳。煮食時水的份量要比煮白米多一些。

若再增加十五倍水，一度沸騰之後，繼續煮一小時就成為薏米粥了。此時可加些牛乳，喜歡甜食者可加蜂蜜，喜歡鹹食者加少許鹽亦可。

若喜歡水分較多當茶來飲用，也是一種好方法，在沸騰時湯變混濁後，以文火慢慢煮為要訣。

醋味能促進胃活動、消除疲勞

自古以來，醋與鹽即被作為貯存食物之用，與東方人有極密切的關係。日本料理的代表──「壽司」，在三世紀左右由中國傳入，即在醋飯中放入生魚片。

此外，如鹽梅、檸檬等酸味的鹼性食品均與此類似。

在此為了要分清楚酸性與鹼性，必須知道「化學上的」與「生理學上的」二者之分。依化學上的調查，以石蕊試紙放入水溶液試驗。

藍色的石蕊試紙若是紅色則是酸性，紅色的石蕊試紙若呈藍色則為鹼性。PH（氫離子濃度指數）即是顯現其水溶性質的程度。若PH在7即中性，比7大為鹼性，比7小則為酸性。

「生理學上的」調查較麻煩，食品化為灰了。食物進入體內時被消化，成分即全變為灰似的元素被還元，故鹼性阿拉伯語稱為「植物之灰」。

測量包含這些灰的礦物質的成分，發現有鈣、鎂、鉀、鈉、鐵為鹼性，磷、鹽素、硫為酸性。

人類體內的血液經過調查發現PH大約在七·三五至七·四五之間，為弱鹼性。有些人也許會擔心，認為若光吃酸性的食品，血液不就變酸性了嗎？

但是不用擔心，人體內具備有保持血液一定性質的自動調節裝置，例如，吃了酸性食品之代表——肉來說，並不會就馬上變為酸性體質，只是現代人的飲食漸趨歐美化，肉類等酸性食品的攝取量逐漸增加，蔬菜、海菜等鹼性食品不太喜歡吃，對於飲食生活可能有帶來不良後果之虞。

在歐美尚未完全造成問題，但在東方食品之酸性、鹼性問題卻讓人爭論不已。有些人也到醫院要檢查他的血液是酸性或是鹼性，因為他常三餐吃醋拌雞蛋導致引起食慾不振。

酸性食品也並非全部不好，只是能平衡攝取不要偏食才好，例如，光吃鹼性的蔬菜，容易缺乏蛋白質而造成貧血，因生病而使血液傾向酸性可說極微，與平常所吃的食品種類也大約無關。

建議各位在吃炸豬排時能附加一些高麗菜；吃紅燒魚時配上炒青菜，這樣使菜單富於變化，自然而然鹼性與酸性食品均能平衡地攝取。

若在飯前能吃些鹹梅或拌醋類，則與香、辣調味料（如薑、胡椒）一樣能刺激食慾、增進唾液的分泌。良質的鹼性食品能促進葡萄糖的代謝，往昔有句諺語「梅乾能解除當日不爽快」，如眾所周知在疲勞的時候咬食檸檬，能迅速恢復體力。

在吃蔬菜、海藻類等鹼性食品時，加上醋的調味料，養成此習慣後，就不會再有吃太鹹的習慣。而且新陳代謝旺盛後，也能解除過食惡習。

第二章　隨著自然食慾而飽食

——美味可口地吃著自然能強胃

每餐進食均吃得香甜，為善用胃者

快食、快眠、快便為健康的三大要素。所謂快食，並非狼吞虎嚥地大量吃下豐富的食物，而是品嘗食物的味道，快快地吃。

在品嘗食物當中，食物在口中完全咀嚼仍是必要的，而且在快食中保持心情的輕鬆也是必須的。更重要的，體內營養之要求，及胃部接受此命令均需有充分的調合與準備。

例如，在流汗運動後吃一個饅頭，其美味可能勝過昂貴的精製料理，這是許多人經驗過的。運動過後卡路里的消費量較大，由於出於體內自然要求而補給，配合胃部作用而迅速吸收。

倘若食慾全無，對食物無美味可口感的人，可能其胃腸或身體其他部分有毛病，應先接受診察。

如果身體真的全無毛病時，就是胃部攝取食物方法錯誤了，那就先自我反省一番。夜間若很晚吃飯、喝酒，胃部夜晚工作的能力是否足夠呢？在用餐前喝濃濃的咖啡，或吸煙過度，也會阻擾胃的活動；吃過甜的糕餅，會使血糖過度上升，而妨礙食物中樞，或情感上的焦慮不安以及亂發脾氣，均會阻礙胃的作用。在日常生活當中困擾胃部的食物實在很多。

尤其人類是感情的動物。同樣地吃一餐，一個人孤零零默默的吃，與二、三個好友一起聚餐，快樂地吃，其胃部的作用就不一樣。此外，由帶小孩到郊外野餐時也可感覺出來，在廣闊草地上大家快樂吃著便當，與在狹小家中進食氣氛又不一樣，小孩們在家中也許胃部悶脹吃不下，但帶他們去野餐郊遊，食慾一定大增的。

調味料（如胡椒等）適宜的使用，不但可促進食物的可口，且能促進胃的活動。除非是胃部有病或發炎，調味料或酒應該不至於傷害到胃黏膜。

早上醒來總覺得胃部不舒服，有不吃早餐惡習的人，以及有胃下垂、胃部功能不正常的人，應該多做些腹肌運動以及進餐時佐以調味料，以促進胃部的作用。

但是，刺激療法做得過度，也會促使胃部緊張，使胃液分泌過度，反而對胃部造成困擾。而過食者也會使胃腸生病以及引發其他成人病，對於此均應加以注意和節制。

隨著自然食慾而飽食

「美味可口地吃著，自然能強胃。」與此意義相同的就是「隨著自然食慾而飽食」。即食慾為胃的標誌。最近「空腹但無食慾」或「剛開始吃就全無食慾」的抱怨者日增。到底食慾的構造為何呢？

有關食慾方面曾經有人作了一個有趣的實驗。首先將充分的飼料給一群雞吃，等確認了牠們均吃飽了之後，再將另一群未給予飼料的雞趕入吃飽的這一群雞的雞籠內，當然，那群飢餓的雞爭吃著剛才剩餘的飼料，此時，本來已經飽腹，對那些剩餘飼料不屑一顧的雞群，又開始慌張地相爭吃起飼料來，事後經調查結果，牠們比平常多吃了五〇%飼料。

人類也與此雞群相類似，例如吃完飯後，若再有人供應更好吃的食物時，儘管此時肚皮已脹滿，仍然食指大動。此外，如一直對進餐冷淡的孩子，若兄弟增多時，也就開始了搶菜爭奪戰，由於競爭之下，大家均拼命的吃。

這不僅發生於孩子之間而已，在大人的酒席上，也可發現此情形，結果因而吃得過量了。

人類的食慾為複雜的機構所支配，而食慾究竟被什麼所控制呢？

許多人認為我們所吃下的食物，首先被送進胃，當胃部餓時，由胃的收縮可感覺出來，因此，胃部收縮時即起空腹感。

一九二〇年代美國生理學家甘龍曾做一試驗，他將汽球裝入胃部，胃部中雖脹滿汽球，卻無滿足感。他又將胃全部切除，也無空腹感，因而否定了從胃壁傳送腦部信號的「末梢說」。

之後，在一偶然機會有人發現了大腦下方的某視床下部有控制食慾的核。將白鼠腦部視床下部內側直徑不足二毫米的核破壞時，白鼠吃飼料的量就急遽地增加，即此處為發出「飽腹」信號的中樞，如果破壞此機構，就不停止了。

若將視床下部外側的核除去時，此時餵予飼料，卻一點也不吃了，即此處為發出「吃吧！」信號的「攝食中樞」。此為美國普羅貝克與阿南度兩學者所進行的有名實驗，人在空腹機構的基本部分大約已被解明了。

從食慾控制中心發出信號的情報源，為血液中葡萄糖。其量若比通常限度減少時，即刺激「攝食中樞」的細胞群，向腦發出「肚子餓了」的信號。若進餐時血糖的量增加達到限度時，飽腹中樞的細胞群即發出「吃飽了」信號，此外，葡萄糖不足時，被燃燒脂肪所分解出的脂肪酸也會刺激中樞。

依血液的變化，兩個中樞進行拉鋸戰，若能平衡地攝取，胃部也就活動良好。迅速地吞食，不僅對胃的消化面不良，也容易過食。人類食慾的機構——

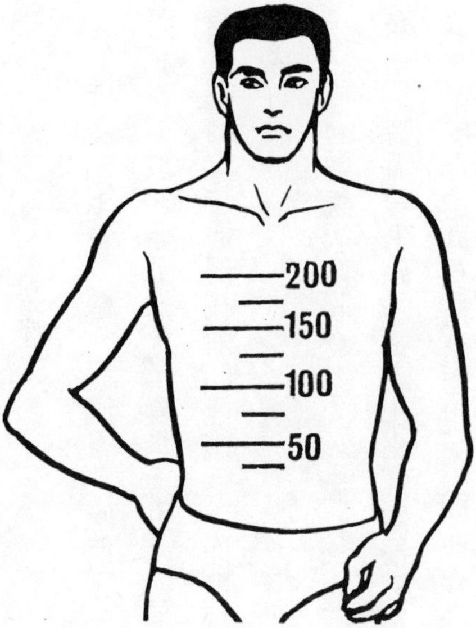

隨著自然食慾而飽食

大腦新皮質若受到擾亂，就易使自然食慾迷失。

過食不僅使胃部增加負擔，且會導致肥胖。從前所謂「吃八分飽」，即要注意不要食慾過度，若能遵從自然食慾而飽食，胃部也就能正常消化。

野生動物，牠們找到了食物，就吃得很香，因為牠們照著自然食法，所以沒有過食傷胃，也沒有肥胖、運動不足等情事發生。

飽腹後，即使好吃的食物也不要再食指大動

雖然「飽腹中樞」發出了「吃飽了」的信號，但看見可口點心、蛋糕擺於面前，不禁又唾涎三尺，食指大動，終於又大吃一番，大家均有此經驗吧！人類食慾的複雜機構在前節已談過，而關於飽腹後為何還想再吃，在此我們再深入探討一番。

前面曾說過控制食慾的「攝食中樞」與「滿腹中樞」，以血液中葡萄糖的變化量為情報來源。話說起來好像很簡單，其實是個錯綜複雜的機構，而「大腦的新皮質也具有控制作用」，即並非僅是本能的體內要求，而是被知性、感情所支配。

兩個「中樞」之核不僅從大腦，且從身體的各部末梢接滿了精巧無比的神經回路，以收集全部情報，加以綜合處理，正式地發出信號。

因此，大腦新皮質若提出「這是很好吃的東西，吃些吧！」的要求時，即傳送到「攝食中樞」而「滿腹中樞」也就無可反駁了。

『恍惚的人』小說裏有一段這樣的描述：頭腦昏花的老人剛吃完麵就對其媳婦說：「媳婦，我肚子又餓了，拿些東西給我吃吧。兒子尚未回來，如果叫我餓著等他實在很難受。」

這就是大腦新皮質的額葉昏潰的結果，以致分辨不清，胡言亂語。

額葉司創造思考的功能，若將此切除，食慾就會胡亂地增加。已不再像正常人了，而像人造人一樣。

因大腦新皮質的干涉「滿腹中樞」無法反駁，而遭此困擾的即是胃部，若經常發生此種情形，胃部消化能力就衰退，而成慢性病。「胰臟液」外分泌到腸，因而胰臟也受到侵害。本來就是極脆敏的臟器，又因不斷地暴飲暴食使強烈的消化酵素破壞自身，最後引起胰臟壞死。

反之若空腹不進餐時，過度饑餓會引發無食慾，受到困擾的也是肝臟。肝腎為人體內重要的臟器，胃部內被消化的營養分，由小腸經門脈送到肝臟，再分送到體內各部分。即肝臟為組合營養分材料的工廠，且貯藏過剩養分、生產膽汁、解毒作用等，非常忙碌，肝臟零零碎碎的作業總數大約有五百種左右。因此，肝臟必須有自身活動的能源。如果我們任意地絕食就會損壞此工廠，肝臟所以會被破壞，不只是飲酒過度此一原因而已。

水分攝取過量時胃消化力、殺菌力減弱、食慾減退

每年到了夏天，胃腸不好的人急遽增加，當然，由於天氣炎熱而緊張，導致支配胃腸的自律神經活動失常，是原因之一，但另一更大原因，為水分攝取過量。

人體內六〇～七〇％為水分，據說在遠古時「生命從海水中誕生」，因而進化後的生物，在體內含有母體的海水而到陸地。所以，人體內的水分與海水

一樣，含有同樣濃度的鹽分，而與人體內水分同樣成分的人工所做的生理食鹽水，約為一%濃度。

若將真水注射入體內，因浸透壓之差，細胞將會死掉。這是由於體內細胞吸收了與真水浸透壓一樣的水分而被破壞了。由此原理看來，應該可以了解水分攝取過量之害了。

人飲水後為腸部吸收時，血液與水浸透壓不同時，吸收不良。此時細胞雖不會死掉，但為了達成同樣的浸透壓，必須費相當的能量，即飲水時易消耗能量而造成身體疲勞。

而且飲水過度會使胃液變薄，有害身體。胃液變薄時，胃的消化轉壞，同時使胃液的殺菌力變低，容易引起食物中毒。

飲水過度除了損壞胃部外，也會增加腎臟負擔。腎臟具有過濾體內水分的作用。且具有調節血液內鹽類的重要功用，由腸部而來的水分為血液大量吸收時，一時間血液變薄，為了使之調節，此時腎臟必須大力活動。

排出體內水分主要為汗與尿，而進入體內的水分是所喝的飲料和食物，此外，還有體內化學產生的結果。在中醫學上對於水的進出、流動非常重視。中醫認為一切的疾病均由於氣（除胃腸內的某種氣體外，精神作用也包含在內）、血（血液及其循環）、水（血液以外的體內一切水分）的滯留所產生，此為中醫醫學上的基本原理。若水的代謝變壞時，稱之為「水毒」，當然水毒並非指水的中毒。

運動、工作過後，汗水淋漓，失去相當多的水分，當然補給是必須的，但不管口如何乾渴，一大杯水應該是足夠體內的補給了。

激烈工作後，飯前休息優於飯後休息

「吃飽就睡像頭豬」，昔日有此諺語，這是為人父母者在告誡孩子行為不當時，常用的叱責語。

「吃飽就睡像頭豬」是指吃飽飯後即睡覺的話，就會像豬一樣的胖。

舉例來說，如摔角、相撲者，他們認為肥胖對比賽勝負較有利，所以早上做過劇烈練習之後，吃了三、四千卡路里的食物，然後睡個兩小時的午睡。對於攝取葡萄糖的胰島素及腦下垂體所生出的成長荷爾蒙分泌較良好，所以，身體就變得龐大、健壯。

胃撐飽時，血液為了消化運動，均集中到胃部來，吃飽後立刻運動或洗澡時，血液會轉到肌肉或皮膚表面上，而胃部方面的血液變成不足，無法使消化充分進行，這是人盡皆知的。

雖然吃後睡覺不錯，但是，若晚餐很晚才吃，吃飽就睡覺那反而不太好。因為人所吃的食物，在胃內消化須費四、五個小時左右，在半夜中還要酷使胃部活動實在不太好，而且胃在活動時會刺激腦部，妨礙睡眠，因此，就寢前的三、四個小時，最好不要再吃東西。

飯後身體懶得活動，頭腦也懶得思維，這是出於本體自然的要求，反而對胃有好處。

若是實在很忙，飯後無法休息的人，最好不要吃太飽，應該吃八分飽就足夠了。

人類在四條腿爬行的時代，均無胃下垂現象，但變成二條腿走路之後，胃就滑落了，食物進入胃內，胃部就負擔重量，就像地球引力似的漸漸下降，因胃下垂而困擾的人，似乎是越來越多了。

這些人大多是因為肌肉較弱，吃、喝過後，胃部就易下滑。因此，建議吃飽飯後，無論如何忙碌，也要抽空使身體躺下休息三十分鐘。飯後休息是良好的治療方法之一。

從胃部的位置看來，是由腹部的左上到右下的斜斜狀態。若能照此狀態臥著，右腹在下側臥時，所吃食物的流動不會受到壓迫，對胃消化作用也很好。只是現在已習慣左腹在下側臥的人或無仰臥習慣者，就不必拘泥於右腹在下，照自己舒適的方式即可。

但是一般公司職員，在辦公室沙發臥著可能不太合適，可利用公園內的石椅或草坪，躺下來舒適一下身心，也是很好的方法。

胃部動過手術後的人，吃飯時可能有人會因為緊張而想嘔吐，有此症狀的人最好吃飽後三十分鐘至一小時，盡量放鬆心情，臥躺休息。

有些人中午前很忙碌、精神疲倦、緊張，或身心俱乏，雖是美食當前，也無法挑起食慾，將食物下肚。食慾若低下，那麼，胃部活動自然低下，與其胡亂地吞食，不如找個地方躺下休息一會，等身心疲倦稍微恢復，心情輕鬆時再進餐較為上策。

與其吃糖製糕點，不如吃天然的水果

水果與蔬菜最好均能完整地咀嚼後吃下。從前農村的小孩常到田裏去摘黃瓜，然後藏在衣袖內，找個地方偷偷地吃了起來。或者摘茱萸的果實，也不洗就大口的吃，吃得嘴邊都紅紅的。這是當時小孩們僅有的零食，但對胃的健康確實有益處。

當時還是有機農業的時代，所以吃了並無大礙，若換為農藥萬能的今日，不管多強健的胃，我想也不能忍受得住吧！

我們在繪卷上所看的古時上流階級生活，可說是非常優雅、有趣，但事實上生活是非常簡陋的，特別是吃的方面非常貧乏，遠非我們所想像得到。

正餐一天只吃兩餐，禁殺生，為簡樸素食的時代。
在進餐中吃的大多為水果，如梨、桃、棗、橘、柿、李子、石榴等水果之類，並非糕點、點心之類。

人工甜點對胃機能，大大阻礙胃的蠕動，所以，不要過分攝取甜點，依據某大學所作實驗資料，以二○％的葡萄糖液一分鐘各注射五CC，三分鐘注射後，人體所出現的糖反射狀況顯示：胃敏感的人五分鐘後蠕動停止，經過十數分鐘後，胃蠕動呈微弱狀態。胃部較強的人約三分鐘後蠕動遲鈍，若糖液加濃些，胃腸內要將其消化，最少需要花一小時以上。

愛吃甜食的女性胃下垂較多，原先女性特有體質的吊鐘型的胃，如果再吃下過多的甜食，胃的活動漸弱，胃無法承擔所容納食物而漸漸下垂。

而且因白砂糖代謝的結果，維他命和礦物質遭受破壞，鈣的缺乏也甚劇。兒童成長時所需的磷及氨基酸全部遭受破壞，蛋白質的營養也漸低下。

若是天然果樹所生的水果則無此之虞，體內的必要營養素絕不會被破壞，能充分吸收，在此推薦各位吃蘋果對胃腸有益，蘋果的酸味能使胃舒爽，下痢時吃頗有效果。

靡爛腸管內側的絨毛，因吃蘋果而充滿半流動體的果膠完全將其蓋上。

在蘋果產量多又便宜的季節可多買一些，以製造梅子酒的要領來釀造蘋果酒，能預防與治療夏天的食慾不振、懶散。可做為一年中的整腸健胃飲料。

將六、七個較大的蘋果、削皮後，與五百～八百公克的冰砂糖一起放入較大的瓶內，注入三十五度的酒一升，密封起來，與一般的清涼飲料相比，對於胃部實在有益多了。

調味料能使胃液分泌增多

日常飲食生活中，絕不能少的調味料，就是辣椒與胡椒。在炒菜或麵裏我們常放入辣椒或胡椒使味道好些。

辣椒有許多種類，大多數家庭所用的「七色唐辛子」是指胡麻、山椒、罌粟的果實、菜種、麻實及橘子皮、陳皮與辣椒混合物等。

此外，在蘿蔔泥中也常加入紅色辣椒粉稱為「紅葉蘿蔔」。

做為調味料的胡椒，原先的用途是消除肉的臭味，歐洲國家使用較多。

調味料具有促進胃液分泌及增進食慾的作用，辣椒內含有多量維他命C，維他命A母體則大量含於紅色色素內，可說是營養價值高的調味料。

但是，胃部緊張強烈的人，使用調味料過劇時，會引起胃部劇烈收縮，胃

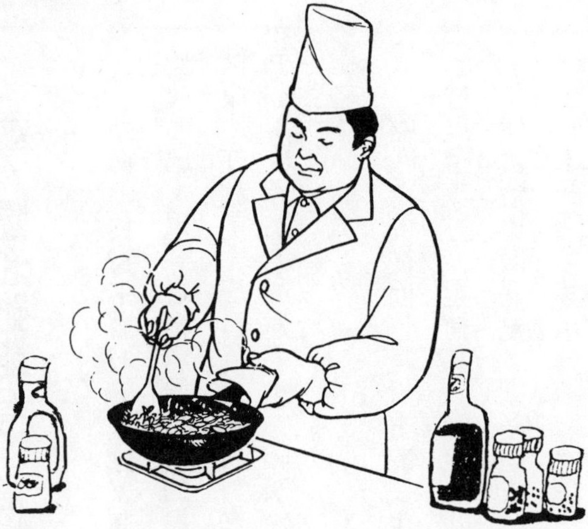

調味料能使胃液分泌變多

液分泌過多時，對胃就不太好。

吃辣椒時若感到口內很辣，而胃部仍能無所謂地接受，那是因為胃內壁中沒有知覺神經，所以，經常攝取過分。

適量的辛椒調味料，對於日常生活上可說是不可或缺的，但為了自己的胃部著想必須記取「過由不及」的教訓。

鹽、醬油雖能增進食物味美，但攝取過量會傷胃

動物由食物中攝取的鹽分，其量一日約二公克。人類最低必要量也大約止於此而已。現今繼續原始生活的民族，幾乎不使用鹽作為調味料，反而出奇地健康。在歐美，一日的用鹽量較多，大約十公克，國人使用量更多，都市居民每人約十五公克，農村約二十公克，特別是沿海地方居民，每人一日達三十公克之多。

鹽在歐洲從前也是貴重的民生日常生活必需品，遠在羅馬時代，兵士的薪水曾以鹽支付。鹽稱為「沙拉」此為Salary（英文薪水之意）的語源。

但食鹽攝取過量，則是造成高血壓的原因之一，與胃癌的發生也扯上了關係，吃米飯過多，水分攝取過量均間接使胃負擔加重。沿海地方因高血壓及腦充血而致死的死亡率特別高。其原因之一即食鹽攝取過量。

食鹽攝取過量，吃米飯較多也是原因之一，鹽分大量攝取使代謝旺盛，而產生溫暖感，較有生氣活力能適應嚴寒氣候。此為調查報告結果。此外，以白鼠做高血壓系統的實驗，顯示寒冷也是重要遺傳因素的原因之一。

依綜合營養調查資料顯示，沿海地方人民維他命A和維他命C不足。防止血液凝固為肝燐脂肪質，若維他命A缺乏時，肝燐脂的生體內合成就低下，維他命C不足時，腦血管就變得脆弱。

由上述複雜因素看來，食鹽並非只是致命的原因之一，但攝取過量則對人體不好，也是不能抹煞的事實。

沿海地方罹患胃癌特別多，其原因之一無非是鹽分攝取過量。吃鹽過多容易引起胃炎的報告，也經常可見。

在充滿稀薄鹽水的人體細胞及體液內，若突然混入濃濃鹽水，其浸透壓就起變化，體內發生各種變調，這是值得十分注意的。

若撇開胃炎、胃癌的問題，鹽分攝取過量時，喉嚨乾燥，一直想要喝水。

水分攝取過量時，胃的消化能力就變低下，鹽分多的食物與茶交互進用，對胃造成不良影響。

另外值得注意的就是，吃飯配菜時每道菜中含有鹽分即使不多，但積少成多，在不知不覺中鹽分就攝取過多了。

快樂的飲酒為善飲者秘訣

飲酒對人體是有益抑或有害，自古以來不管東西方，即為人所爭論，酒與人類社會有極密切的關係。

「天地皆喜酒，飲酒而無愧於天地」，酷好酒味，陶醉於酒中的酒鬼們，均認為酒能增進人體健康與活力，儘管醫學上認為一日飲三十勺（〇．五四公升）的酒時容易酒精中毒，且對肝臟也不好，但酷好杯中物的酒鬼們，卻將此忠言視為馬耳東風。

公司職員最煩惱的就是不太會喝酒，在交際應酬上不喝又不行，對飲此害多於益的酒，實在相當痛苦，但是，嗜酒者並非天生下來就以飲酒來代替牛奶長大的。只是剛開始認為飲酒是成為大人的一種行為，而擁有此優越感，漸漸地被酒的醇味及醉的魅力所吸引，經過了多次宿醉、爛醉失敗的經驗，漸漸對飲酒量的控制有些心得，才成為名副其實的酒鬼。

因此，自認為不善飲酒者，若經過多次訓練，酒力也能增強。但是，也有些人天生體質就不適合喝酒。喝一些就引起皮膚過敏、嘔吐、頭暈，是因為肝臟對酒精起了變化反應。這些人一開始就對酒起了反感，也就不想學喝酒，這也是明智之舉。

染上酒癖者，了解酒性，愛上了此一具有魅力的「美人」，漸漸地身、心均為其所吸引，而沈溺於其中。

從人口中吃下的食物，為小腸所吸收，酒中含有酒精的一部分也被胃所吸收，因此，「空腹飲酒易醉」，最好是吃些食物再飲酒。

在人體內被吸收的酒精，運送到肝臟後，經過幾個階段的作業，最後分解成水與碳酸氣體，而排泄到體外。為了此項作業，肝臟需要較多的能量、蛋白質、維他命之類，若這些補給不足時，肝臟的活動就變得遲鈍，而造成爛醉原因之一。

為了要補給蛋白質，喝高粱酒或威士忌、啤酒的配菜，如豆腐、生魚片、花生、豌豆、皮蛋、紅燒肉等均是很好的下酒菜，一邊快樂的飲酒、吃菜，品嘗美酒，則能促進胃的蠕動，即使喝醉了，醉過也就無事。有些人喝酒不吃下酒菜，而且大量的喝，這種飲酒法是最下下之策，不僅因營養不足引起肝臟不良，而且會強烈刺激胃部，容易引起胃炎，所以酒還是適可而止。

稍微感到醉時，降低飲酒速度才不會爛醉

飲酒所以會醉，是因為酒精對腦的麻痺狀態。在人腦中一直監視制御本能

古腦的理智的新腦，遇到酒精就變弱了。當「監督」——新腦沈睡時，古腦就逮到機會開始騷擾起來，漸漸地越喝也就越醉，甚而喪失了人性。

血液中酒精濃度若達〇・〇五％時，心情適中、愉快；達〇・一％時，宛如薔薇似的人生；達〇・二％時，宛如大財主的心情，但在此之間，已有些口齒不清了；到達〇・三％時，已完全喪失本性；若超過〇・五％時，則可能魂歸天國了。

每個人酒量的差距較大，是因肝臟的解毒作用速度遲鈍，以及腦對酒精感受性的差別，即感受性遲鈍時，喝酒就不容易醉。經常訓練飲酒，酒力就逐漸增強，是由於參與肝臟解毒作用的酵素的活動變佳，及腦的感受性亦常接受訓練之故。

胃部強弱與酒醉不太有關係。但是，喝酒速度過快時，即使不醉也會帶來壞的影響。頭感到暈，酒醉是另一回事，飲酒速度過快會使胃黏膜變弱，雖然沒醉，卻易引起胃部難受的症狀，飲酒者需要注意飲酒的方式。

首先要有自覺心，酒醉時酒精已進入胃部，在微醉狀態時，飲酒速度要減緩，保持微醉狀態飲酒，就不會毫無理性的增加胃負擔，即使醉的程度也不要使胃部受到困擾。

在微醉狀態能即時制止，就不會有頭痛、嘔吐現象，而能保持胃部原有狀況，若感到噁心要吐，從胃部吐出飲食物，對胃也不太好。直到翌日宿醉仍殘留未消，食慾也會減退，如此反覆下去，會造成飲食生活的不正常。

除了飲酒速度要注意外，深知自己的酒量也是很重要的。飲酒時的心情與身體狀況也與酒醉狀態有關，若心情不好，酒的味道也變得難喝，真正酷好飲酒者，以飲酒為人生樂事，所以他們飲酒時心情較好。

有人認為「混合多種酒來喝易醉」「冷酒傷身」此為無稽之談，根本沒有根據。即使混雜著多種酒來喝也是各人口味問題，有的人喜歡喝冷酒，不知不覺中多喝了幾杯，而導致飲酒過量，或許愛飲冷酒者認為啜飲冷酒更能品嘗出箇中味道吧！

果汁、雞胃、綠豆湯解消宿醉有效

宿醉後感到痛苦、難受時，要以安靜與保溫為第一原則。身體的平衡感已呈失調狀態，若再亂動就容易受傷。而且會增加心臟的負擔，故此時最好不要進入浴缸洗熱水浴。

保溫往往容易被人忽略，醉後體溫調節失常，皮膚表面的血管變成麻痺，呈開放狀態，體熱被散發，因而容易感冒，即使在夏天醉後，也需以薄棉被蓋身體，此點極為重要。

有些寒冷地方，醉後被凍死者很多，就是不注意保溫所致。

宿醉不僅有損肝臟，且因血液中的糖分減少，酒精會導致胃痛、胃炎。有人說宿醉後再飲酒能解消，本來肝臟對於解毒工作就已不勝負擔，再加上所飲的解宿醉之酒，不是更加重肝臟的壓力嗎？這實在是錯誤的做法。

醉後想吐，全無食慾時，也要儘可能吃些東西，以作為輸送到肝臟的救援物質，使肝臟機能早日恢復。盡量選些適合口味、容易消化的食物來補給。

水分的補給當然也是必要的，但稍微喝些即可，雖然喉嚨乾燥，但若咕嚕咕嚕地喝太多時，易導致想嘔吐。

要早點解除宿醉，必須使乙醛迅速分解，儘快排出體外，所以先喝些果汁很有效。果糖容易被消化吸收，迅速變成卡路里，效果立即顯現。將含有果糖較多的蜂蜜混入開水中，加檸檬汁來喝也不錯。喝時一匙一匙慢慢地啜飲。

喝綠豆湯也不錯，綠豆具有解毒作用，對於解除宿醉的頭痛很有效，將綠豆煮得爛些，加入少許鹽巴為秘訣。

此外「雞胃」在昔日用為治療胃部之藥，對於解消宿醉也很有效。將「雞胃」切成薄片，與蘿蔔一起煮湯，味道不錯。

宿醉即使不吃藥，經過一段時間也是可漸癒的，若是一直治不好，或是飲少量酒就易宿醉，或許本身染有胃腸病或肝病，最好去醫院檢查較為妥當。

戒不了煙癮的人，最好不必考慮煙害問題

談到嗜好品，煙與酒稍有不同，嗜好品（煙酒、茶等）本來對人體就害多於益，適量的喝酒，還有助於人體血液循環，增進食慾，所以，喝些好像還有些道理，但是抽煙，實在想不出對人有何益處。

香煙中所含的焦油成分，對胃及消化器官的黏膜給予打擊，例如，香煙的煙味所以會燻眼睛，並非人的心理作用，實在是化學刺激。因此，煙味一天幾次、幾十次通過氣管，自然氣管也受不了。

香煙中所含的尼古丁對人的作用也極複雜。例如，尼古丁對於心臟，起初會使心臟的作用變為緩慢，後來卻變急劇。對於血壓，則起初會使血壓增高，後來血壓卻變為下降。而且這些作用也因人而異，所以，尼古丁之作用實在非常奇怪又複雜。有些人認為飯前抽煙，胃腸的作用減弱，因而食慾會減退，有

些人飯前抽煙想到這種禁忌，就真的會胃部緊張，而引起胃痛來。

抽煙對人的損害，最大問題還是在於癌症。提起抽煙，大家一定會想到肺癌，但是，老實說因抽煙而導致胃癌、腸癌等其他癌症的比率，均為肺癌的兩倍。

抽煙與心臟病的關係早就被認定了。患有輕度狹心症者，是絕對不能抽煙的。不管多麼寬容的醫生，一定會禁止他的心臟病病人抽煙。

雖然抽煙有種種害處，而癮君子也有自知之明，但要禁止他們抽煙可說是困難至極。曾有某位外國醫生如此說：「在抽煙的四個人當中，有三個人認真決定一生禁煙，但真正做到禁煙的，四個人當中僅有一人。」

「為什麼要禁止抽煙呢」，儘管醫生提出抽煙種種害處以及禁煙方法，但最重要，的還是抽煙者本人的意志。

抽煙對身體有害的書籍與標語已充分地宣傳，但仍禁不了抽煙者，或許他們已完全忘掉其害處，而認為抽煙能使心情舒暢些，若勉強他們要注意抽煙壞處，反而心中有疙瘩，也容易引起神經緊張，對胃也不好。大多抽煙抽到鼻孔已完全變黑，仍然沒有罹患心臟病或胃潰瘍，卻還無疾而終者，大概是他們精神力的支持，儘可能快樂的抽煙，一賭自身防衛力是否能戰勝香煙之害。

要避免咖啡之害，不要加入砂糖，加牛奶較好

與煙、酒並列，為現代商人不可或缺的嗜好品就是咖啡。商人常利用咖啡館談生意，情人也利用咖啡店作為談情說愛場所，腹中多喝幾杯咖啡是免不了的。喝杯咖啡可說是現代人的特徵。

咖啡危害身體雖然沒有香煙來得可怕，但危害身體的事實也是很明顯的。以動物實驗證明咖啡會導致胃潰瘍，且含有致癌的物質。

咖啡中所含之咖啡因能促進神經興奮，使心臟收縮時間變長，也易造成血栓（血管阻塞），對於神經質、心臟較弱的人來說是不太好的。而喝咖啡後，

胃部受到刺激並非咖啡因的作用，而是咖啡中苦味之原——福洛間（音譯）物質的作用。

若要美味可口地喝咖啡，且使胃部受損減少，以加牛奶為秘訣，此為重要常識，但是喝咖啡時加砂糖，對身體則有不良影響卻鮮為人知。

或許有許多人食前喝咖啡而變成無食慾的經驗。與其說是受咖啡影響，不如說是因咖啡中的砂糖使血糖增高，而引起飽腹感覺。若多喝幾杯加有砂糖的咖啡，砂糖攝取過量時，會引起中性脂肪增加，比咖啡因的危害身體更甚。所以喝咖啡時不要加砂糖，改加牛奶對胃好些。

喝咖啡會睡不著覺，空腹時喝會沒有食慾，或喝咖啡會引起心悸，這些問題並非只是咖啡因的作用，也有人是心理作用。而且有些人的體質不適合喝咖啡，卻喝過多，以致出了毛病，或許有些人不喜歡喝咖啡，但在商場、交際場合又不能不喝，因此對身體造成不良影響，談到嗜品（煙酒等）最好以快樂氣氛下享用為原則，喝咖啡也是如此。

第三章 不必懼怕緊張

——保持輕鬆愉快的心情以強健胃部

感情混亂時，胃部狀況變差

人是感情的動物，感情極易影響到胃部與心臟。不管多麼冷酷的人，其胃部也是熱的，不安、義憤填膺的人，飯一定嚥不下，即使勉強吞下，胃部也受不了，此外，如遇到重大失敗或爭論被對方駁倒，內心一定感到難受，立即心窩也絞痛起來，即使極健康的人也都有此種沁人心脾痛苦的經驗吧！

古人所謂「義憤填膺」或「斷腸相思」實在是形容恰當，身體並無毛病為何胃部不舒服，要如何防止呢？

若去照照X光，此種狀況立刻可一目了然。將某人帶到實驗台，使之喝下了煩寧（Valium），作X光胃的透視，給與此人感情上的刺激，則胃部呈怒濤似的強勁起伏、或下垂，呈現出各種狀態，即感情受到波亂時，胃部的形狀也跟著混亂地改變了。

若是你因工作上的失敗，被上司叫去責問，無情地被刮了一頓鬍子，此時你冷汗直冒，我想你的胃可能也縮成一團了吧！不管多麼健康的人，若此種情形持續下去，漸漸地會變成全無食慾。

美國的威利安·伯蒙多醫生曾做一有趣的研究。他曾幫助治療一被槍彈射中，而胃部穿孔的人，使之胃傷復原。伯蒙多將此恢復活力的病人帶到胃消化實驗台進行實驗，得到了優異的成果。

由胃部的孔內看來，一般進餐後，如果心平氣和的被消化，大約需四小時胃部才會變空，但若焦躁不安時，則消化時間為二倍，他根據此項事實證明恐怖、不安會妨礙胃液的分泌。

以商人為對象，根據調查的結果，在「胃痛」「胃重」「胃口難受」「嘔心想吐」等胃的自覺症狀中，幾乎每一個人就有一、二種症狀。尤其是中級管理階層的幹部職位的人，胃部特別常受到困擾，感覺不對勁。但經檢查結果，真正得到胃病者，又是極少數，大多數的人胃均無異狀。

由此可見，現代人的胃所以會不適的最大原因，精神上的問題多於胃部問題。當然也有其他原因而使胃部變弱。若是精神上不能安定，胃部良好的消化能力就只能發揮一些罷了。

在本章內，將談到現代人所面臨的「精神緊張」的問題，以及胃部應如何戰勝緊張的方法。

控制胃部的自律神經若混亂消化就不良

感情紊亂時，胃部機能也變成雜亂，消化能力也就低下，而解除此個中秘密之鑰的就是「自律神經」。

因「自律神經失調症」而出名的自律神經，簡單地說與控制手足移動的神經相對，調節內臟、血管的活動，為意志力所不能達到的神經。連斬釘截鐵斷然地說「我的字典裏沒有不可能這個生字」的拿破崙，他也無法控制其自身的自律神經。

因此，心臟、胃也非本人意志所能隨意活動的。若是本人意志所能活動，那麼，人為了使心臟活動，晚上也都不能安眠了。若是個癡呆者，可能連自我意志控制的能力都忘了！

自律神經由交感神經與副交感神經構成。對於所有的臟器與血管，這二者均有對照的作用，但以交感神經為主，即丈夫，以副交感神經為副，即太太。若丈夫做得太過分，太太即給與壓制。

例如，交感神經活動時，心臟強力、迅速跳動，瞳孔睜開，血管收縮。胃部活動變成遲鈍，胃液分泌減少。副交感神經作用則相反，因此，交感神經活動強時，副交感神經就具有抑制，呈休息狀態，兩者成為最佳搭配，在體內作日夜的節奏。

自律神經之中樞在腦深處的視床下部，其旁則有感情中樞，下方是懸垂的下垂體的荷爾蒙中樞。這些均具有親密的關係，若感情紊亂時，此自律神經系及荷爾蒙系均受到波及，稱為「刮颱風」。

通常，食物進入胃部之後，副交感神經就鼓起精神促進胃的活動。如果這時焦躁不安或憤怒、鬱悶，必然刺激了交感神經，使副交感神經的工作被迫中止，所以胃部活動也只好中途停止，一些尚未完全消化的食物則殘存胃中。

自律神經作用，是身體生命現象之一，也是人類生存所不可或缺的條件。而精神緊張的反應確實與自律神經有關，卻經常被人誤解。

例如，恐懼心臟噗通噗通地跳，是因受到恐懼的精神緊張的刺激，交感神經作用變強，同時肌肉緊張，而做出想逃走的準備動作。此外，如運動後呼吸及心臟搏動變速，也是因交感神經的作用，體內缺乏的氧氣，極欲得到迅速、大量的補充所做的動作。

因此，緊張、不安時，食慾不佳，胃部發出臨時停業訊息，與其無視地送入食物，不如使體內早點恢復平常狀態來得妥當。此為進食的先決條件。

精神緊張為防衛反應不必懼怕

「精神緊張」吞噬人胃，就像漫畫中的怪獸一樣，事實上，「精神緊張」確實是現代產物的「魔物」。

作為代表性的緊張病有胃潰瘍、十二指腸潰瘍、高血壓、糖尿病以及圓型脫毛症、青春痘、癌症等，可以說一切疾病均和緊張有很大的關係。此外，還有一些不能稱為疾病的症狀，因緊張所造成的也不在少數。

但是，此一緊張現象是人類正常的防衛反應，當我們用手指壓橡皮球時，表面即被壓扁凹下，但當手指移開時，它又恢復原狀，身體也是如此，當給予各種刺激時，體內即起變化，然而為了使此歪曲變化復原，又發生了抗拒刺激的作用。

「緊張論」的始祖，加拿大的謝利耶博士認為，緊張之語源為「歪曲」，但也應包含給予體內刺激時所引起的變化反應。

依博士的理論，人的皮膚受傷時，血液中的白血球會對侵入的細菌攻擊，這也是緊張現象的一種，例如，被狗吠時，心臟的跳動高昂，身體變硬，也是緊張現象之一種，這種反應使血液的循環增加肌肉緊張，然後迅速地做出下個逃走的動作。

此外，如對寒冷、酷暑的反應，也是緊張現象，對現代人來說，最困擾的當然是恐懼、緊張、不安、焦躁等感情方面的精神緊張，一般稱此為單純的「精神緊張」。

謝利耶博士曾以荷爾蒙的活動來說明緊張現象。在此簡單介紹如下：當人體內給予任何刺激時，腦的司令室就會發出重大事態的警報。於是由下垂體傳令到荷爾蒙，警衛室的副腎也接到了命令，立刻傳到副腎皮質荷爾蒙——警衛部隊，到處開始建立了防衛網。

為了防衛，戰力強大的心臟開始旺盛起來，這個時候吃食、消化等有礙戰力，所以等過後再說，因而抑制胃部的活動，一旦身體的刺激消除後，一切狀態就恢復正常。若此種事情偶爾發生，對於身體並無礙事，但如果一直反覆地刺激身體，或持續地一直刺激，身體的狀況就不易恢復原狀，之後就會產生各種緊張疾病來。

適度的緊張刺激是有益的

緊張刺激若持續下去的話，會使自律神經呈失調狀態，胃部消失的節奏變亂。一直過著緊迫生活的司機們，罹患胃炎、胃潰瘍者頗多，即因為緊張刺激所致。

但是，過著沒有緊張、刺激的生活也並非一定能使身體健康，例如，因怕冷、熱，而整日待在冷暖室內；因怕噪音騷擾而裝置完全隔音設備；不會見令人焦躁、頭痛的人物，這種生活當然不可能做到，但是，只想如何防止緊張，就令人難受了，若是為了避免緊張而不做事，天天玩樂，那麼，開玩笑、無聊不也是另一種精神緊張刺激嗎？

常聽人說，人一到年老退休後，整日無所事事，生活過於鬆弛反而有損健康，偶爾受到適當緊張、刺激；反而使生活活潑，老當益壯。

在人類成長的過程中，沒有適度的刺激，反而造成身心不發達。進一步想一想，對那些剛出生的嬰兒而言，外界的刺激不就是一切緊張、壓力嗎？能適應各種緊張刺激，才能具備出人頭地的抵抗力、生命力。在工作的場合，若能得到適度的緊張刺激，遠比那些漫然工作者更有能力與效率。

總而言之，緊張刺激的問題只有「適度」與「過度」之差別，但也不能忽略了可能對某人「適度」，對別人則「過度」的問題。這當然與各人的職業，先天後天的環境、性格等有關，怎樣程度才叫適度，或叫過度，也很難輕易地下斷語。

認清過度的緊張刺激，儘量避免它，還是在於個人自身的體驗。在此介紹幾個有原則性的應付緊張刺激對策。不過，也要考慮到本身的性格與生活，而做出最好的應付方法。

做事要有計劃

威脅胃部的前提就是持續的焦躁不安。現今的社會的確是壓力沈重，大家均處心積慮地忙碌的工作著，在工作當中，若不能如期的進展，或順利、平穩地進行，以及遇到意見不合的對手時，就會焦躁不安起來。

但是，忙碌並非一定就是形成緊張、刺激的原因。根據調查一般公司的職員，發現積極處理事情的「積極型」職員病假、事假的情形較少，宛如了無生氣的「不中用型」職員也是如此。反而是那些「中庸型」的職員，身體狀況不佳的顯示率較高。

此一意外的事實絕非偶然，同樣地對於職員們進行疲勞度調查，發現擔任較富有責任性工作的職員或管理員，其疲勞程度較少。

真正有能力的工作者，工作慾旺盛，事業心強，所以工作效率高，自律神經或荷爾蒙也就能順利地活動，身體機能煥發。而「不中用型」的職員，對於工作效率及陞遷加薪問題，不寄予關心，恍如老僧坐定，悠閒的混水摸魚度日，因而也不會自尋煩惱，在其體內更不會掀起大波浪。

可是那些工作意慾尚可，但業績又不顯著的「中庸型」職員，一直擔心自己的工作效率，而為此煩惱，當然胃部會變壞了。

昔日一位有名的實業家，早上早起，先到庭院散散步，然後品茗，訂立當日的計劃，到了公司後，迅速地處理事情，多麼困難的事均能順利地處理好。若能像此要領，就可和焦躁不安說再見了。

問題是想做的事，能實行到何種程度呢？只要將自己認為能做到的事計劃好，認真實行就不錯了。做出超出自己能力範圍的預定計劃，結果到頭來無法實現，落得一場空的情形很多。

能將現實能做到的事計劃好，應該不是難題吧！

例如，選舉母姊會委員或愛心媽媽時，那些原本一直嘮叨不停的母親卻推辭說：「我非常忙碌，無法勝任委員這工作。」事實上，擔任委員工作或愛心媽媽的，大部分是一些孩子眾多的大家庭主婦，或職業婦女。

家庭的工作與公司不同，雜事較多，雖然花費不少時間，要將家事全部處理得有條有理的確很難，但最低限度也要訂定某一程度的計劃來實行才好，事實上，任何事情也都是如此。

為了免於陷入焦躁不安狀態，首先必須將能做到，且必要做的事訂定一個明確可能實現的計劃，決定了之後就不要再躊躇，應該毅然去實行。

而且此一計劃要幅度廣些，具有可能變更的彈性。因為何時會發生變化是無法預料的。若訂立一個勉勉強強的計劃，將被其束縛，屆時若無法照預定計劃實行，又是另一緊張困擾。

不要貪得無厭

有關勸戒人們不要貪得無厭的故事或童話，大家均聽過很多。人的貪慾實在不能過分，但是，既生為人則皆有慾，也可說無慾者非人也。慾望就像穿著漂亮衣裳的仙女，飄展在眾人的面前，使人燃燒起希望與幹勁。無幹勁的人可說只有哲人與懶者，此種人已不受緊張之害。

隨著神經過敏的增加，A先生也是其中一人。他在初中、高中均以優異的成績畢業，考大學時雙親與老師都對他寄予很高的期望，他自身也以進入台大自許，但是，不幸在考試前卻為食慾不振、胃痛、嘔吐等症狀所困。

父母親均很擔心，於是帶他到醫院檢查，結果卻無異狀。母親儘量做一些容易消化的食物給他吃，讓他睡眠充足，然而這些症狀仍無法消除，大學考試終於失敗了。第二年他再度挑戰台大，仍然名落孫山。

此時他想：「為什麼一定要非台大不可呢？明年試試其他學校看看，一定要通過入學考試。」於是胸中淤積之氣一掃而光，肚子也舒服多了。此後他的胃部清爽，翌年考取了別的學校，順利地進入大學，參加了學校課外活動登山會，由一軟弱書生變為粗壯登山好手。

A先生的情況即是因期望過高，以致造成精神緊張，胃部也變壞，之後終於能看得開，不藥而癒。

又舉另一相似的例子作為參考。E女士剛結婚時，是住在一間小公寓式房子。二年後她先生升為股長，搬到了公司高級職員的社區來住，現在的房子比以前寬敞多了，且是新居，與以前所住的房子簡直是天壤之別，E女士當然歡天喜地啦！

但是，住在她家周圍的都是她丈夫的上司們，她變得戰戰兢兢，一直勤奮整理家的內外，與其他家的太太們交際時，講話也小心翼翼，極為緊張。

周圍的人都認為她很勸勉，加以稱讚，但她卻漸漸變得毫無食慾，稍微吃些，胃部即脹起來，站起來時心悸、眼花。經醫生診斷結果為輕度胃下垂，血壓也稍微偏低，其他則無異狀。

後來經過丈夫勸說不要跟自己過意不去，也應該有輕鬆的一面，於是本來天生漫不經心的她，又恢復了原來面目，常常回娘家抽空休息，改變了現在的生活，於是不知不覺中她的胃病就不藥而癒了。

像這些過分的期待與希望，即慾望過分時將會導致緊張，使胃部變弱，此點自己要有自知之明。

不慌、不急、悠然渡日

急躁不但是都市人的特徵，也可說是國人的國民性使然。例如，在外國的旅館，早上一大早就吵吵嚷嚷在休息室集合，慌慌張張地搭上巴士的，一定是台灣觀光團體。之後，悠然地出來的是美國團體。

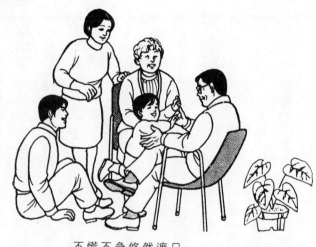

不慌不急悠然渡日

台灣團體若七點在飯店餐廳集合用餐，不到一個小時就匆忙吃完而走，其他外國的客人，則此時才出現，花費了二個小時以上，舒適地一面交談，一面進餐，這是在飯店經常可見的情景。

開車在道路上行車也是如此，連幾秒鐘的交通訊號也等不及，亂闖黃燈，使得其他也開快車的駕駛者大罵「混蛋」，慌忙緊急剎車，而在道路上卻有大幅的廣告「不開快車、不緊急剎車」，宛如雙方均半斤八兩。

某位評論家說，這樣匆忙到國外環遊一週，到底見識到什麼呢？走馬看花似的見聞，根本沒什麼用的。慌張、急躁就是緊張的根源。

奧國開始築好鐵路時，火車以時速十五英里來載客，乘客們均按耐不住，焦躁起來，到達終點時都反對架設鐵路，批評火車像靈柩車似的慢吞吞。而現在人類以音速單位計算乘遊於天空，這是作夢也想不到的吧！現代人託「快」之福，能做許多事，得到更多知識，實在是很不錯的，但是，別忘了在此快速時代的內部，隱藏了精神緊張這一因素。

T先生是一小都市的大學畢業生，畢業後在鄉里的一小公司上班，待遇還不錯，但是，他從同學來信中得知同學們都到台北的公司上班，過著不錯的都市生活，於是他也想到台北闖一闖，不顧雙親的反對，毅然地到台北，好不容易找到了一家公司外務員的工作，由於大都市花花綠綠的生活，讓人眼花繚亂令他胃部狀況不佳，且因心臟神經症而常心悸，只有一年即返鄉，現在繼承父親的事業，也看開了人生，知道人各有所別，環境也不同。

所以勸各位，不慌、不急，悠然渡日對胃部是最有益的。

不要太過於趕流行

昔日旅行真的是輕鬆愉快，旅館不必先預定，隨時均可宿泊，既然不是匆忙的旅行，也不必管火車中途停車，等個三十分鐘和身邊的陌生人打開話匣，天南地北的聊天，一邊看看那些陌生的土地與景色也是人生一大樂事。

現代的旅行則不能如此了，由於環遊世界之旅漸趨盛行，一會兒匆忙到非洲看大象或長頸鹿，一會兒又到北極看企鵝。

大家均利用農曆年假或暑假、寒假，到地球各處逛逛，像是民族的大移動似的。

將許多老鼠放入窄小的籠內飼養，也會因為過於混雜導致死亡。所以，住在狹小國土的台灣人，一到假日也均擠滿了人群，「玩」本來是件悠閒快樂的事，但並非指通宵的打麻將，或狂舞狂歡的搞得精疲力竭，否則除了「玩」以外的精神緊張生活，其緊張、疲勞度更不待言了。
「忙裏偷閒」，即是要在忙碌的場合中，或手頭不寬裕的情形下也要抽空想辦法休息玩樂一番。
B女士是位善於理家的家庭主婦，做事、家計她都訂立計劃，以盡量不浪費為原則，為了使家庭過得更好，她省吃儉用地存了不少錢。但是，卻變得常常焦躁不安，與胃痛、頭痛，她的丈夫也認為家庭氣氛很不舒暢。
聰明能幹的B女士，後來想通了創造美滿家園雖然重要，但是，現實生活更重要，之後她將每月儲蓄金額減少，撥一些作為玩樂費用，感到焦躁時就出去散散心，買些家庭用裝飾或小玩物及漂亮圍裙等，在丈夫休假時，一定停止家事，一起去散步，買些花盆等。
僅花費一些不太奢侈的小錢，卻能充分把握自己的生活，找尋到自己的快樂。何樂而不為？

不要把小事擺在心上

將那些不太重要的事放在心上，是造成神經過敏的開端。

有些人常抱怨因口臭或狐臭，而被人敬而遠之，但是，實際上說來口臭、狐臭人人皆有，只是輕重問題而已，不要過分介意遠比治療重要多了。

狐臭實在沒有必要用手術治療，有些人到醫院去手術，過後留下傷疤，而為此困惱的職業婦女也很多。

女性患冷感症的也很多，但真正冷感的人是荷爾蒙或自律神經不平衡，在不冷時心裏卻過分感到冷，勿寧說是心裏疑神疑鬼了。

最近有許多人對癌症神經過敏，稍微胃感到不適，看些外行的醫學書就自覺已經有了癌症徵兆，這都是由於過分疑心。

若早晚擔心胃部不適，可能真的會出現胃部不好的現象，有些人懷疑自己有胃癌，經檢查卻無異狀，有些人懷疑頭上所長的痣為皮膚癌，經檢查也只是普通的痣而已。女性乳房發硬了，懷疑已生了乳癌等等，稍一不慎好像就會發生似的，是怕癌呢？抑是想生癌呢？就不得而知了。

比癌症更痛苦的病也有，而且不知原因，不知如何治療的疑難雜症比比皆是，單單對癌神經過敏，可能是認為癌症是絕症的印象很強烈吧。

容易患癌症的體質，其遺傳性雖不能斷言地說沒有，但雙親患癌，其子也患癌的比率與雙親無患癌的人之比率一樣，誰都有患癌可能性。

不僅癌症而已，什麼雞毛小事若過分放在心上，不但會使情感混亂，體內組織機能也跟著紊亂起來。此怒濤且會危害到感情脆弱的心臟及胃部。

注意變換心情

若一直感到鬱悶或焦躁，那麼，他個人的生活將會愈來愈困難。

孩子們在玩弄危險性的東西時，若霸氣地將之取下，會使他們哭哭啼啼不止，善於帶小孩的人，此時一定拿出有趣的玩具或書，以吸引兒童的注意，使他們的興趣由危險物轉移到自己所持物品。

人上了年紀後，逗弄玩耍的人較少，此時自己最好轉移其他的興趣。

轉換心情如旅行，如嗜好、或運動，但均較花錢或時間。而招待客戶打高爾夫球或招待上司太太的茶會、宴會等，雖也是娛樂，但又是緊張氣氛稍強的狀況。

培養自己的興趣嗜好，儘量選擇自己一個人高興願意做，上了年紀也能做的事，因為第二、第三的人生還很漫長哪！現今社會上，不會為生活所困，但確無法做事的昏潰老人仍很多。

女性上了年紀，若身體仍能動的話，做做家事還可以。男性雖以工作為人生生存的意義，但到了五十五歲或六十歲，必然被強迫退休，所以，應早點做心理準備，以決定退休後要做什麼。

曾有一位因高血壓而常到醫院求診的病者，在現職中仍元氣百倍，非常忙碌，等退休後，被女兒接回休養，不久卻腦硬化而死了。與他同年紀的另一位病人，極喜歡種花木，退休後以種植花木自娛，現在仍生氣蓬勃活著。

美國的黑人在悲傷或高興時均以跳舞自娛，藉運動以發散情感的興奮，緩和內臟所受的衝擊，這實在是一良策。

在會議時與其爭論得血壓上升，全無食慾，不如大家一起跳舞，議事也能圓滿解決，又有益健康。

台灣的舞蹈教室參加者年輕人較多，但在美國，則多為七十歲以上的阿公阿婆，二十個人一組，接受年輕教師的指導，大家一起快樂地跳舞，渡過非常愉快的夜晚。

人一生的價值絕非由其外觀所決定，而是看其一生是否有意義地生活著，留給後世的名聲只不過是人生的副產品罷了，若剛開始即汲汲營營於此，則是走入邪道之途了。

工作有意義，嗜好有意義，教養孩子有意義，實在說這些皆依外力完成。一旦失掉工作，失去嗜好，孩子不能達到自己的期望，無法出人頭地、無所依恃時，立刻精神緊張，一下子受到刺激而在人生路途上被絆倒。所以，在自己心中先要設立軸心。

人的氣質、根性、骨頭若是太硬固就變成頑固，過於軟弱又像燈芯不堪一擊，與背骨一樣地年紀漸大就老化，骨頭容易變硬，所以，不妨平時作些軟身運動。

胃神經症患者，若是工作特別忙，且不規則，或家庭事情複雜，那就很難治癒。此類人大部分為鬱悶型、不滿現狀型、神經過敏型。

當然無謂的自尋煩惱，對公司的不滿，或對他人想法過分多心，乃為人之常情，任何人均會有此現象。只要盡力改善，對於不能做到的事要死心，看開些。若能迅速、正確判斷事物，則已能牢固地掌握自己的人生。

有些女性為扁鼻、平胸而煩惱，特別是思春期的女孩，為此困惱不休，特別去做整形手術，身體得忍受痛苦，又得花一大筆錢，結果造出個不像自己的他人。

在不毛地帶，本來是不介意風吹或下雨，但是，看此地過於荒涼，就在此地種起花草樹木的，就是人類。有了花木之後就介意起風吹雨打了。但若生命的意義強烈的話，花枯、落葉之後仍可長出新芽來。

快樂、悲傷、痛苦此一天天日積月累的就是人生，但是，乾著急也不是辦法，它也不能使您的人生順利。只有深知生活的意義，不畏緊張、刺激，保持忍耐力，才是消除精神緊張的良策。

第四章 飲食要定時、定量

——生活有規律才能強胃

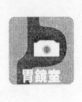

為何一天要吃三餐

人體的胃是極微妙的臟器，特別是對於時間區分的感受性特別強，在一天二十四小時的推移之中，起微妙的變化，有時生氣蓬勃，有時靜悄悄。人的胃部若要強健，必須配合良好，注意胃部的變化，適當地使用它。

本章副題為「生活有規律才能強胃」其意義即是要每天規律地進食，胃部才會強健。

有人一定會問為什麼一天要分三餐進食呢？肚子餓了就吃對胃不是也很好嗎？實在說，一天分三餐進食也沒有嚴密的根據，此一天三餐進食可能也是現代的事吧！

在唐朝那段漫長的時間裏，通常一天均吃兩餐，早餐在早上八時左右，晚餐則在下午二時至四時之間。商人上流家庭在這之間也吃些零食、點心。而勞動較激烈的農家們，一天吃五餐，那是很平常的事。

與其說進餐次數與吃飯時間均依生活型態，而有某種程度的融通性，不如說因各人的生活狀態，自然地決定合適的進餐次數與時間，一直反覆下去而成習慣，而胃部活動也與此規律吻合。

自由業或家庭主婦，時間較自由，可以自己決定適當的進餐時刻，但也要使之習慣。最忌每天沒有規律地進餐。平時活動量較少的老人，一天吃兩餐反而比較好。

但是，一般商人公司職員則無法如此。從上班時間到下班時間，這一段時間均賣給公司，被公司束縛著。而一天的消費卡路里量也大致一定，所以，必然一天要分幾次進餐，而較平均的就是一天分三餐進食。

此為較適合商人，較合理的進餐法，若違反此規律則不太合適。

其合理處在那裏呢?人的胃消化食物大約花四個小時。過了這段時間自然有空腹感。公司上班職員的進餐時間為早上七時，中午十二時，晚上七時，大約一餐與一餐之間的間隔為五小時。與胃部消化時間大致吻合。

而且一天所消費熱量的補給，分三次也較適量，若分一天二次、一次，則食量必須大量增加，將對胃形成重大負擔。

因此，一天三餐照規律的時間進餐，對胃較佳，進而能強健胃部。

早餐即使不想吃也要稍微吃些

人類大部分均已習慣了一天吃三餐，若進餐時間與進餐量均能有規律的實行，那麼，胃部機能自然應是不錯的。

早上吃過適量的食物後，經過四、五小時已經完全被消化了，中午胃空空時，分泌出消化液，等待下次的食物。這樣一天三次，每天反覆地進行，人的胃就變成有規則的活動著。

此過程若善於適時的把握，胃部本來具備的機能定能充分地發揮。

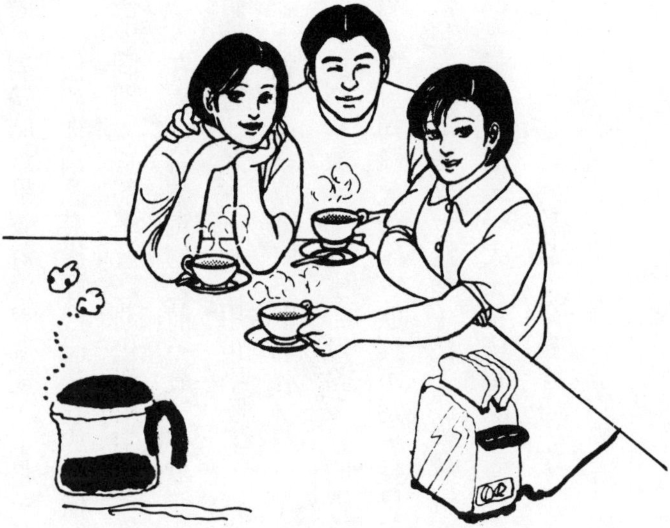

早餐無論如何均要吃些

要使胃部有規律，就是要吃飯定時、適量，不要擾亂了胃部的定時吸收，胃才能發揮其強力的機能。

吃飯若習慣定時，到了吃飯時刻，大家肚子均會感到饑餓，想到今天要吃什麼菜？不禁嚥了嚥口水。

此外，當看到餐廳櫥窗所擺的美味樣品料理時，「那個看來很好吃喔！」的連想立刻刺激腦部。於是開始分泌唾液，胃部也開始做準備運動，分泌胃液，這時，若適時地進餐就沒有問題，但是，若發生了別事將變如何呢？

假如你刻意裝扮好自己去赴約，但約會的對方卻沒有來，只好倖倖然地回去。同理，胃部準備之消化作用中止，腹部也變得全無食慾了。

在胃部容納食物之前，最好有事前的準備作用，若胃部沒有事先的準備，胃液的分泌量少，且作用也不旺盛。就像突然有客人來吃飯，主婦在慌忙準備之下就無法發揮她做菜水準。

此種現象若常發生，無論多好的胃終會生出病端，所以，要能適時進餐。對一般公司職員來說，飲食不定，且早餐不吃就上班，中午又遲遲才吃飯，晚飯也不吃就喝酒。此種生活方式當然胃部漸漸羸弱，招致疲勞，失去精力。因此，最重要還是一天三餐按時吃，使胃部照規律地消化。尤其是早餐更要定時吃，一日之計始於晨，早餐定時吃，則午餐、晚餐也易適時運用。

早餐不吃，就像放縱孩子的雙親一樣，絕對對胃部沒有好處的。

為了使胃活躍，早餐至少要一杯果汁、一個雞蛋

商人不吃早餐的越來越多，尤其是年輕人更有此傾向。

依據統計，二十多歲的人大約五人就有一人不吃早餐，由於應酬或工作至深夜，身心疲乏一躺即睡，早上又差點睡過頭，匆忙起來，全無食慾，飯也不吃即趕車上班。所持的理由為了趕車，趕時間上班或其他原因，早上全不吃似乎是當然的道理。

不吃早餐的人言之似有理，但對健康的胃來說，早晨醒來為一天準備的開始，一開始即湧上空腹感，總不太好。

人體的活動本來是極規律的，夜晚休息、白天活動，而創造此規律的主角就是自律神經，自律神經分為交感神經及副交感神經，白天以交感神經活動為主，夜裏以副交感神經活動為主。早上則是兩者交替的時期。

白天交感神經活動時，需要蛋白質及維他命之類，若不充分的話，就像沒有電池的起動機，無法發動引擎，汽車當然無法行走。若強制使之活動，體內的結構將容易招致疲勞。

腦在活動時也需要葡萄糖、維他命類的補給，若這些補給不充分，頭腦的反應也會變得遲鈍，甚至整日均覺得不清晰也說不定。一般公司職員上午所消耗的卡路里約為四百~六百，早餐有攝取這麼多的熱量，且注意營養的人，他的胃部應該是不錯的，且無讀此書的必要了。

假若早餐不吃，雖說人體內經常儲有卡路里源，但可惜的是，蛋白質及維他命類卻不是儲蓄品所夠補充的。

所以，早餐至少也要喝一杯果汁及吃一個雞蛋。新鮮果汁能補給維他命及使胃機能覺醒，開始活躍。同樣是一百卡路里，麵包卻大部分是碳水化合物，雞蛋則是良質蛋白質。

為了要減肥，最近許多年輕女性早餐也都減略或不吃了，可是這實在是反效果。肥胖的原因是由於過食，攝取同樣的卡路里即使餐數減少也沒有用，而且以晚餐、宵夜為重點仍然會造成肥胖。夜間睡覺時，副交感神經作用較高，所吃食物的營養均照單全收。

關於此曾做過各類動物及人體的實驗。依據營養調查，減餐量的人，肥胖者較多，而且早餐減量或不吃是最危險的。

有位美國營養學者，曾以自己的家族做實驗，他訂立一天的一定食量，在某期間使家族全部在上午進食，而在某期間則全集中在晚間進食，記錄兩者的體重變化。結果顯示，上午吃的家族，其體重幾乎不變，而晚間吃的家族們，體重均增加了。

利用昨夜的殘菜做簡單的早餐

早餐的重要性大家已大致了解，但對於單身漢的職員來說，或許親自掌廚來做早餐是很麻煩且浪費時間的。「男子遠庖廚」的古訓已經改觀，最近男性廚師激增，且善於掌廚的男人也越來越多。可能是上餐廳吃飯太不划算了，還是自己動手較經濟。

在此推薦各位利用昨夜留下的菜肴來做早餐，既省時又營養。將昨夜殘留的肉、蔬菜等混合做成湯即可吃。或是前日買些自己喜歡的蔬菜，放在冰箱，在早上加上一些白醋即可食用，這些作法均簡單且營養價值高。

「但是，我沒有時間吃早飯呀！」

一些職業婦女可能會如此說，因為她們花費在化粧上的時間至少在三十分鐘以上，不管用多麼高級的化粧品刻意地打扮，也無法改變天生的面貌吧！而且也容易使年輕的肌膚老化。

對皮膚來說，真正的營養不是人工的化粧品，而是蛋白質及維他命。

不吃早餐，將使胃部活動不良，進而阻礙腸部蠕動，女性患便秘者很多，它也是美容的大敵。若吃藥治療，將會因副作用而漸漸使胃腸的狀況紊亂而轉惡。

養成吃早餐的習慣是很重要的，最低限度也須在洗完臉後喝一杯牛奶，這樣可使胃腸的活動較佳。

開車上班時，到公司後再吃早餐也可

最近年輕的職員之間盛行美國式的長跑運動，在郊外的住宅區附近，經常可看見一些人在跑步。

做了這些運動之後，早餐應該是吃得更香才對。一般的上班族可能較無法做此長跑運動，但至少早晨也應該早起十、二十分鐘，疊疊棉被，收拾收拾寢室，迅速地著裝，盡量使身體活動活動。

若是一直感到時間不充分，全無食慾，不想進早餐的人，在此介紹幾個方法試試。

若是無法在家中吃早餐，可以在公司吃。早晨，沒有食慾的最大理由為「剛起床時，胃部尚未活潑」，若常常不吃就去上班，漸漸地因為常空腹而使胃部發痛。

到了公司上班時，胃部漸清醒、活潑，可在公司附近的飲食店買些食物到公司吃。

特別是開自用車上班的人，因為道路交通擁擠，常提早時間出發，根本沒時間吃早餐。可請太太準備好便當，到公司後同事們還來得少，可以慢慢地進食。有些人在單身漢時期，每天早起，胃部不舒服，全無食慾，結婚後開車上班，漸漸早餐定食，胃部狀況變好，且從不傷風感冒。

最近，在車站附近站著吃食的人越來越多。沒有充裕的時間為現代生活的特徵。

但狼吞虎嚥匆忙地進食可不太好，喝湯也是一樣，對於胃部會造成不良影響，每天若這樣下去胃部必然遭受損害。

喝牛奶，如果一口氣咕嚕咕嚕地喝下，會使胃部一陣忙亂，且牛奶營養分較多，血液一時變濃，加重心臟、腎臟的負擔，造成口乾舌燥。

買個三明治，一邊走著，慢慢地吃如何？從前的習慣認為一邊走路一邊吃著很不雅觀。

但現在歐洲則視此為常事。德國在早上六、七點時，常看見那些上班的紳士、淑女，一邊走路一邊吃著漢堡或三明治，在奧地利也可看見如此光景。東方人也應該可以堂堂正正的走著吃，況且它對自己胃部有好處哪！

帶一根香腸能使午餐更充實

根據調查，公司職員午餐所花的時間為十至二十分鐘，平均為十七分鐘，中餐所吃的食物大都為麵、燴飯之類較多，此類食物較經濟省時。

曾聽一位餐廳經營者說，顧客若等七分鐘以上，有的會感到不耐煩，速度似乎比味道更重要了。

由營養點看來，麵類僅有三百卡路里，營養分完全不夠，炒飯、咖哩飯、什錦麵也僅有六百卡路里，脂肪、蛋白質還差強人意，但維他命、礦物質則不夠。營養食的代表，鰻魚燴飯，維他命A雖多，但其他維他命之類則不足。有些有員工餐廳的大企業，菜單全由營養師搭配，既營養且價格便宜，但一些年輕員工，不喜歡在公司附設的餐廳進食，特地跑到外面吃燴飯。

由此看來，公司職員們的午餐與早餐的營養是不夠的，實在說來，最理想還是自己太太作的便當，既經濟又富營養，且適合自己的口味。

或許每天做便當很麻煩，尤其是對單身漢職員來說更是頭痛，但可帶些簡單的現成油炸食物，生的蔬菜、或蛋、香腸及水果等。

這樣，再加上一碗麵，應該可以補營養不足，且填飽肚皮了。

公司職員中午迅速吃完飯後，做什麼呢？回到公司聊天或讀讀書者佔三分之一，泡咖啡店者佔三分之一，其餘的三分之一則去散散步，或去公園做些輕鬆的運動。

最重要的吃飯時間，應該稍微延長些，至少要有三十分鐘，在歐洲午休時間均為二小時。一般到中午十二點，除飲食店外其餘商店幾乎都已關門。

義大利旅行時，在炎熱的中午只有遊客還在到處亂逛，商店或公司均關閉三、四小時，要買個東西實在很困難。

在南斯拉夫的夏天，銀行、醫院均在早上七點開始上班，因為利用涼爽的早晨工作效率較好。到了午後二時，就停止工作，回家悠閒地享受午餐，然後睡個舒適午睡。對胃部及身體可說是最好不過了。

飯前或宵夜與其吃糕餅不如吃點心、三明治

零食與宵夜會增加胃的負擔，尤其甜點對胃不好，這是大家都知道的一般常識。但是，在飯前沒有吃零食習慣的人，卻患有胃部不適的人，反而較多。

由此可見，吃零食或宵夜只要方法得當，還是對胃有好處，於營養學上來說也是必要的。

零食、宵夜為何有益呢？以成長期的孩子來說，有補充大量營養的必要，所以必須多吃，但是，一天三餐若飲食過量，會使胃的負擔超重，況且小孩子對點心也較喜歡，可將其列為正式的餐點，即一天三餐的必要量外，再加上點心一餐。

但與其吃含糖分多的糕餅，不如吃炒麵、三明治、通心麵之類的食物，儘可能吃少量就好。糕餅類所含糖分會阻止胃的蠕動，使吃正餐時無法下嚥，且代謝時損害體內的維他命及鈣類，故請儘量避免食用。

瘦削型胃下垂的人，也一樣要儘量少吃多餐，零食和宵夜的補充也是必要的。若一次飲食過量，會漸漸地使胃下沈。

最近，因為準備升學考試而熬夜的學生增多，熬夜違反了人體的規律性，所以熬夜會使疲勞益形劇烈。此時吃宵夜並非光填飽肚皮就算了，必須充分補給蛋白質、維他命，光吃速食麵是不夠的。

宵夜若要吃飯，也儘量減少飯量以免增加胃的負擔，可吃些魚卵或蔬菜，將檸檬放入飲料內，黃瓜醃醋、鹹梅等均可恢復疲勞。

下麵吃時要加上菠菜和雞蛋。吃吐司麵包時，添加牛奶及蘋果等，這樣宵夜才足夠營養。

在遠地上班的人乘車回家前最好先吃些東西

現在一天吃三餐，早餐量少，中午上班職員所吃也極簡單，而以注重晚餐為主。早餐因貪睡不吃，中餐又因過於忙碌而忘掉，對健康實在不利！

若晚餐吃食過多，對胃的作用也不好，且對管理營養分的肝臟也是有不好影響，人類身體有一定的規律，晚間應該好好休息，夜間飲食過多，違反了自然攝取之理。

由此看來，午後二時或三時吃便餐的生活，可能較合理。

另一問題是早餐、中餐均大致在一定時間吃，但晚餐的時間則較不定了，在現代的複雜生活中，有的人晚餐在午後五時、六時，有的在七時、八時，有的人則到深夜才吃，且有些人過了十二時後還吃宵夜。

當然要決定自己吃飯時間可能較難，但至少也要儘量做到或選擇適合自己的時間定時進食。若是一直不規則地進餐，對胃部是不太好的。

不管是多麼強健的消化器官，若夜晚過遲才吃，為了分解蛋白質與脂肪，消化器官必須熬夜的工作。因此，胃部會比身體先倒下，那是不足為奇的。

「早上全無食慾」若聽到有人這麼說，那大概是前晚很晚才吃，且吃得飽飽的，消化不良而引起的打嗝或口內感到苦燥，均是由此引起。

過遲吃飯，因為空腹過久容易飲食過度，有些人在公司加班很晚才回家，但又不先吃些小點，一定要忍著等到回家才吃，這是不好的。

假如預計回家已過九點，即使家裏有豐盛食物等著你，最好在歸途中也要先吃一些少量食物。

忍受空腹過久，易造成過食，若忍受太久有時反而造成全無食慾，若能先吃些少量食物，就不會有上述情形發生了。

回家後吃些宵夜似的易消化的少量食物對胃較好，等丈夫回家吃飯的家庭主婦們，為了丈夫胃部著想，若過八點丈夫尚未回家吃飯，就可準備一些宵夜似的易消化食物，不要大魚大肉地大餐，這樣對丈夫胃部應該有益。

到國外旅行或出差要注意食量的控制

以生活規律論點來說，最會破壞此規律的，就是旅行。最近商人出差旅行日增，尤其是海外旅行更要注意。

現代人流行海外旅行熱，夏天休假到歐洲一週已不是一件時髦事了。

海外旅行，到達目的地時的時差不適情形很多。例如，傍晚五點的飛機由桃園中正機場起飛，約十多個小時可到舊金山，以台灣時間來說當然是早上三、四點到達，但因為時差，舊金山時間為早上十點，適應此一新環境，早晚睡覺時間的不同，進餐時間的不同，均是時差的影響，通常要習慣最少要三、四天至一週之間。

為了要使自己身體能適應新環境，參加重要會議等最好在三、四日前抵達當地，使身體能習慣新環境。

數年前在歐洲旅行時，曾在某一國際機場候機室看見一個中年人坐在椅子上，狀極痛苦，似乎是團體旅行的一份子，有人趨前問他「怎麼了？」原來是在飛機內的餐點及酒均不錯，於是吃喝過多，胃部感到不對勁，二、三日來全無食慾，身體衰弱，想早點回國。但離預定時間還有十天，一個人也回不了，只有在那裏暗自流淚、悔恨了。

此外，還聽說一位嗜酒的大學教授，第一次到國外旅行，年老力衰了還像年輕人似的，在飛機上猛喝威士忌，終於咯血，飛機著陸，立刻被送到醫院，經檢查為胃潰瘍。

同行的人皆匆匆地看看他就走了，而醫院的洋式食物又不習慣，使他全無食慾，只想吃中式的稀飯及食物。終於入院半年，帶著一層皮包骨回國，這就是在國外旅行時輕視時差對身體變調的結果。

出國旅行時心情興奮造成狂歡，不知不覺喝酒量也多了些。此外飛機上的飲食也有過分攝取的趨勢，要特別注意。

要顧及時差的問題，進餐量開始時最好是普通量的二分之一或三分之二，稍微抑制，由於長時間乘坐飛機，對胃造成壓迫，故有時最好稍稍改變坐姿，若有轉機時，在待機時間最好來回走一走，舒展筋骨。

到達目的地後，二、三天之間，食量稍微減少，使身體狀況恢復，再恢復普通的食量。

第五章　與胃成為好友之策

——深知胃性才能強胃

要與胃相處得好，必須先知道胃性

與人交往時，假如不深知對方的個性，就無法與他相處得好，胃部也是如此，若不深知胃性，就無法與之配合好，所以，我們再談談胃部的機能構造以及消化機構。

當人咀嚼的食物藉唾液而從食道滑落，首先到達的地方就是胃部，由於食道沒有消化的機能，可說消化的第一關為口，第二關則為胃了。

由胃所分泌的消化液，為蛋白質分解酵素的前身，含有濃度高的鹽酸及「培普西見」（音譯）即所謂的胃酸。

我們看見可口食物時自然而然生出唾液，而與此相呼應的，就是胃的消化液也漸漸出現。此時適時吃下的食物溜進胃部後，胃部的分泌也就漸漸旺盛。

法國人在進餐前一定先飲葡萄酒，食前適度的酒精，能刺激胃至十二指腸出口幽門部附近的黏膜，使荷爾蒙從血液中引出，有促進胃液分泌高亢的作用，所以，晚上輕酌對胃有好處，當然，若飲酒過量則會帶來反效果。

胃液中的鹽酸，能消滅大部分與食物一起潛入的胃液荷爾蒙，即防止腐敗為鹽酸的第一機能，「培普西見」變為活性型胃液素也需鹽酸的協助，此為鹽酸的另一功用。鹽酸的另一功用為使消化酵素作用變容易，胃中的PH（氫離子濃度指數）二・〇呈酸性狀態。

胃液一日分泌約為一公升至三公升，若胃潰瘍時，胃液從腹腔流出，沒有任何保護的腹膜將無法忍受，而引起廣範圍的炎症，若不即時手術急救，將會有生命的危險。但是，胃部的黏膜卻能強韌地忍受此激烈的胃液作用。若不能如此，則自己的胃液將由胃部消化了。

若因緊張，或不規則進食，支配胃部的自律神經將變亂，血液不能流暢，胃部的黏膜已消失其魔力，因而胃部會遭到傷害。這時可能發生消化性潰瘍的胃及十二指腸潰瘍。

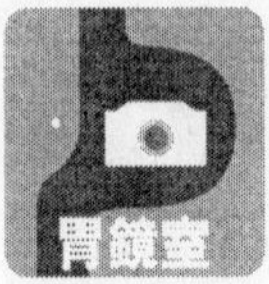

十二指腸遇酸會變弱，所以在正常場合，胃的內容物中的酸性均被中和而送於此，假如胃緊張或變化強烈時，就不能充分中和食物，此時將易傷害到十二指腸的黏膜。

消化作用另一重要的活動為胃的蠕動，胃部有三層堅固的肌肉，胃的入口為賁門，出口為幽門。幽門有幽門括約肌的輪狀肌肉，會做環狀收縮，而向賁門前進。胃在空腹時會反覆做數秒的收縮。

我們稱肚中餓蟲在作怪了，即指此而言。

胃部肌肉每天必須忍受激烈的運動，氧氣、營養的補給均須經過此。

胃是非常敏感的臟器。體內若有毒素或不合人體之物進入，胃的出口馬上變強，入口打開而起強烈收縮，食物中毒等強烈的嘔吐，均是此種防衛手段。

此外，如感情混亂時也立即起反應。因擔心事情，心情鬱悶時，胃部不活動，全無食慾，生氣時胃部起激烈變動，呈凹凸狀態。

若要與胃相處得好，必須對其性格十分了解。當胃部稍不適時，有些人動

解析胃與十二指腸

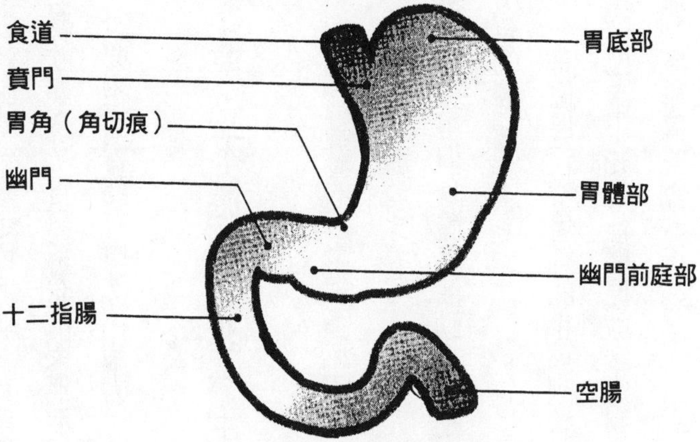
食道
賁門
胃角（角切痕）
幽門
十二指腸
胃底部
胃體部
幽門前庭部
空腸

為什麼沒有胃也會肚子餓呢？

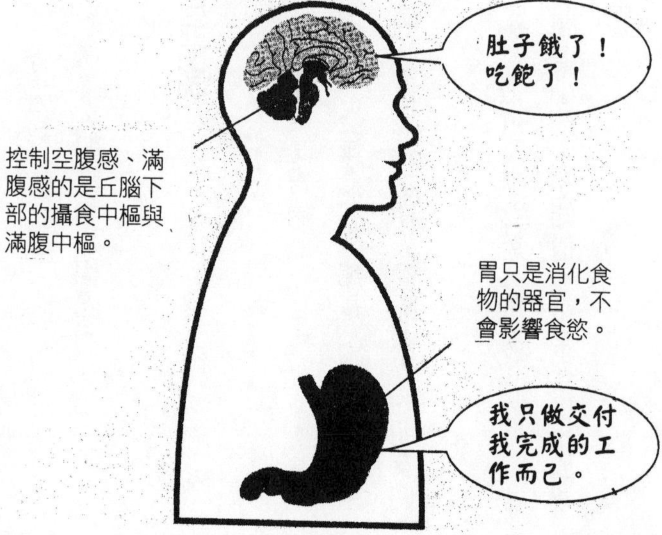
肚子餓了！
吃飽了！
控制空腹感、滿腹感的是丘腦下部的攝食中樞與滿腹中樞。
胃只是消化食物的器官，不會影響食慾。
我只做交付我完成的工作而已。

不動就服藥，這是壞毛病，為什麼不多想一想其不適的原因呢?若依賴吃藥而仍暴飲暴食，胃部只有欲哭無淚了。

要相信胃部有自然治癒力，給予必要的休養，與之和好相處。

食慾不振時並非一定胃部有毛病

左右食慾的因素很多，不能一概說食慾不振就是胃病。

若上一餐吃太多了，到了下一餐的用飯時刻全無食慾，那是一定的。食量雖然減少，但身體不活動，也是全無食慾的，這也是星期天愛睡懶覺的朋友們所有的經驗吧!

有位母親帶著她的小孩到診所，說她小孩最近全無食慾，晚餐也只吃一半量而已，不知是什麼原故，等醫生仔細詢問這小孩，才知道他常常在學校放學後到同學家吃點心。

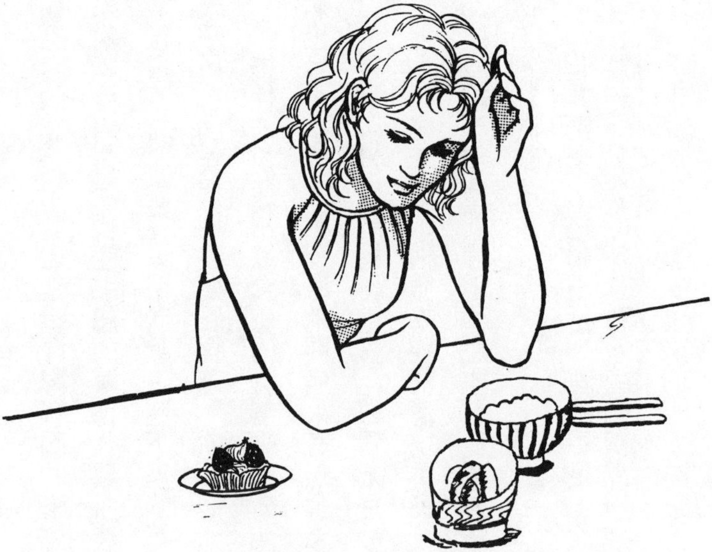

食慾不振並不限於胃病

甜點特別會使血糖一時上升，而變得全無食慾，喜歡吃甜食的人最好飯後再吃。

疲勞、睡眠不足也會導致沒有食慾。胃部是體內組織之一，若身體不適時，胃部也就不能充分發揮其功能，食慾中樞自然混亂了。

食慾中樞特別對熱敏感，溫度稍微上升時，就無法照正常活動，在炎熱夏天所以全無食慾，即是受到此影響。

當然這只是暫時的，此外

如細胞的感染，其毒素也會影響腦的食慾中樞，而維他命的缺乏，腎臟病、糖尿病等體內新陳代謝引起的障害，致血液成分、性質異常，及因心臟病而使血液循環不良，副腎、甲狀腺、腦下垂體等荷爾蒙的障害，或腦腫瘍、外傷等，幾乎所有的疾病均會妨礙食慾。

慢性疾病通常以食慾的有無來判斷疾病狀態，醫生看此類病患，雖不是胃病患者，也要追根究底地問病人有無食慾，其道理就在此。

胃緊張過度時稱胃弛緩，與胃下垂發生者很多，此種胃患者，胃部機能不良，大概無食慾，稍微吃些就消化不良。若是胃部發炎或接連日夜地工作，胃部應該給予適當安靜地休息才是最好方法，而鬆弛的胃，應該給予適當的刺激物，此為激勵法。

若非過食、運動不足、睡眠不足，而持續地食慾不振，最好給醫生看看，一人獨自愁眉擔憂是無濟於事的。

假如有難言之隱的心事，一直鬱悶著，不為人知，即所謂心因性的食慾不振，如果心中的煩惱沒有解決，吃藥也是無濟於事。

從前有位富家的女兒，突然變得漸無食慾，整天懶散地躺著，雙親擔心她的身體，特別請名醫來診治。診斷為患了胃病，給她吃藥，但仍不見效果，雙親另請別的醫生來診治，這次判斷為肺病，必須到寧靜處靜養，於是她轉到一空氣新鮮的山村靜養，但仍越來越瘦。

看護她的佣人忍不住告訴她雙親說：「實在是小姐患了單相思呀！」

像此類的食慾不振，即使華陀再世的名醫也無法治療，女性在青春期常患神經性食慾不振症，會漸漸消瘦，若對自己身體不寄予關心是很危險的。

食慾過度的人應懷疑自身是否有病

談到食慾異常，使我們聯想到與肥胖有關的糖尿病來，糖尿病與其說是由於吃甜的東西過多，不如說因患糖尿病而想吃甜的東西較正確。根據調查糖尿病的人之血液，雖含糖分較多，但進入細胞的胰島素較少，所以，細胞中呈糖分不足狀態，又被嚴禁攝取糖分的食物，心中實有不甘。肥胖者大都能吃，此旺盛的食慾並非健康的證據，可說是導致一切疾病的根源。

脖子腫大、眼球突出，患有甲狀腺腫的病者，因甲狀腺機能活發，代謝的回轉較早，因此常常浪費熱量，食慾異常高，但卻吃不胖，此即「瘦子大吃」的典型。

一般來說，胃病患者大都沒有食慾，但胃潰瘍及十二指腸潰瘍則有時反而食慾旺盛。胃潰瘍由於胃的緊張度高，吃下的食物均很快地送到十二指腸，空腹時胃會痛，為了止痛，只有以少量多餐來應付。

身體瘦削的人，可分虛弱型與活動型，活動型的人交感神經活動多，熱量的收支呈赤字，可說是浪費者。但與其貯蓄脂肪，不如花費掉來得健康。

因此，無食慾者及食慾過度者，都要懷疑是否生病。特別是對於特定喜歡的東西大吃特吃者，若覺得不正常時趕快請醫生診治較好。

夏天稍微瘦些是健康的證據

夏天不僅是熱而已，氣溫的變化激烈而複雜，體溫的調節中樞因而不能良好地順應。循環系統及皮膚的發汗異常，體力的消耗急遽。

由於自然神經機能平衡混亂，熱、心中的不快使胃腸機能不良。而且熱天口渴喉嚨易乾，飲冷水過度時，胃液變薄，消化力因而低下。胃酸的分泌被抑制，造成下痢是屢見不鮮的事。

食慾中樞的某間腦的視床下部遇熱變弱，因外界氣溫的影響，使體溫上升時，控制食慾的機能立刻轉壞，因而抑制了食慾。

所以，夏天易懶散或「變瘦」，原因也就在於此。

但夏天稍微變瘦，請不必過分擔憂，這是為了使體溫保持正常，而使皮下脂肪變惡的身體自衛機構的一種活動現象。皮下脂肪就像大衣一樣，冬天為必需品，但到了夏天脫去較好。

在寒冷時期由於卡路里較不會消耗，所以，魚、雞等在秋天到冬天季節肉較肥、較好吃。不過，人在夏天若一個月體重減輕三公斤到四公斤，那是不正常的，要給醫生診斷才好。

夏天懶散，由於氣候炎熱較無食慾，但維他命養分的攝取仍是很重要的，要使自律神經安定，胃腸調合。

懶散者可攝取營養豐富的鰻魚。其蛋白質含量比牛肉、雞蛋豐富，含有良質維他命A。以一百克量來比較，牛、豬肉為五十，雞肉為八百，魚方面鯛魚較多約三十～三百，牛油為三千，而鰻魚則含一萬三千的國際標準單位。鰻魚用烤或蒸均可，其含量豐富的維他命A及脂肪，能使人因炎熱皮膚及黏膜機能的失常恢復正常。

多食肉類、魚類、蔬菜、水果、蛋白質及維他命，能充分補給為防止夏天懶散的秘訣。若維他命B_1不足，可多吃麥飯。

夏天不僅要注意飲食生活，對於自己身體的調養也要特別注意，作一計劃定時休息，調合身體。最近由於冷氣機普及，得冷氣病者日漸增多，室溫在攝氏二十五度以下時，胃腸障害就容易突然發生。室內冷氣與室外空氣之差最好止於五度，再漸漸稍做調節，有人謂淋冷水浴，使身體稍為冷卻，也是增進食慾的方法，但與吹冷氣一樣不能突然進入此狀態，若身體急遽冷卻，立刻又到炎熱戶外，急激的溫度變化，將使身體損壞。

若逞英雄不怕熱，一直浸於熱空氣中，反而易得痱子，在早上、傍晚涼爽時做適度的運動，使之出汗，調合身體才是良策。

過食時偶而禁食也有效果

暴飲暴食不但會損害胃腸，變成肥胖，為造成各種成人病的原因。這已成為普通常識，但仍有許多人無法以自己的意志來控制食慾，且人數有增多的趨勢。依紐約某醫院的調查，過食者大都是將卡路里的攝取集於晚餐或宵夜，故此過食症又名為「夜食症」，此種傾向台灣也有增多之勢，早餐不吃，而想晚餐大吃一頓。

有些人進餐次數雖少，但卻易肥胖，經實驗調查，結果為空腹間時太長，以致暴飲暴食。

人的胃，一日分泌二、三公升的胃液，就足夠消化每人必要的營養分，若是過食，食物將長時間停滯胃部，有損胃腸。一般油膩食物約須三小時消化，蛋白質為二小時，若一次進餐過多，消化能力負擔不了，食物在胃中變硬固，經十小時仍無法消化也是有的，這已由醫生實驗證明屬實。

胃部所以會停滯，不消化、脹肚，主要均由於過食，若感到噁心、想吐，則是胃部已不能忍耐的訊號。

為了要使胃強健，有時咀嚼硬固食物比易消化食物好，但也要適時而為。

當胃部感到疲倦時，要使它休息，若依賴胃藥抑制，而仍然酷使胃部無異是自殺行為。

為了要使胃腸休息，有時偶而禁食也是可以的，不過，這得要在過食的場合。人類二日、三日不吃、不飲仍可活動的，人體可說是準備週到，大約儲蓄即使一個月禁食也足夠的熱量。但要注意的是，禁食時要補充一此粗茶似的水分。雖然胃部感到好些，略有食慾時，也不能一下子就照通常一樣地吃食。這樣會使刻意休養的胃，變得紊亂。

剛開始可吃三分或五分的稀飯，漸漸再吃全稀飯，然後恢復普通食量。與米量對比，水為五倍的是全稀飯，七倍的是七分稀飯，十倍的是五分稀飯，三分稀飯則是二十倍的水量。胃下垂或胃不適時也適用。

但一直吃稀飯會得到反效果，所以，經二日左右就要恢復普通食量。但一週內最好避免吃需用力咀嚼及油膩的食物。

胃部停滯不消化時可吃蘿蔔泥，亦可和水一起飲用，大約喝半杯下去，因澱粉酶消化酵素的作用，使胃感到清爽些。

胃鏡室

過冷胃部緊張時要先暖和足部

放屁又名「放毒氣」，其意是放毒氣似的叫人難以忍受，屁的成分為六〇%氮，此外還含有碳酸氣體、甲烷等，而令人難聞的氣味則為硫化氫、氨等。蛋白質中含有硫黃、磷、氮。在人體內被分解時就發生難聞的氣味。便秘時此臭氣更強，且大腸具有什麼均吸收的性能，因此，會將大便中的毒素再吸收。便秘持續時所以會頭痛、肩酸、手腳冰冷，均是此毒素進入血液中，繞人體而行，所到之處就令人困擾。

因此，儘量將此「毒氣」排出較好，一日多放幾次可防止便秘之害。

正常人一日放出一公升，而女性因骨盤較大，容易儲存「毒氣」，「毒氣」排出時所出的聲響是肛門的括約肌巧妙振動的緣故，若腰部稍微扭動，調節出口，氣體的壓力減弱時，就不會發出聲響。所以，女性放悶「毒氣」較棒。

等著放「毒氣」有一日千秋之感的，可能就是手術後的病人吧！此為麻痺的腸部要恢復原狀的徵兆。此時禁止喝水，若不能忍受，擅自一點點地喝下，漸漸地腹部就會緊張，此為自作自受而嘗到苦頭了。

人胃的上部，靠近食道的賁門部，隨時儲存空氣與氣體，空氣大部分在人吃、喝時一起進入。通常食後，食物的味道混雜產生輕微口臭。若患胃癌等重病時，食物不被消化，在胃中發酵，加上破裂的癌細胞，而產生惡臭。

會脹肚、背部疼痛、肩酸的人，經過診察，有許多均是由於胃部儲存氣體所引出的。患有此症者，一定要控制一日的食量，細嚼、慢嚥才好。且要將身體俯伏，用兩手支持上體，腳尖盡量接近臀部，膝部彎曲，身體呈弓狀，以便將「毒氣」排出。

人受到冷氣侵襲過度時，身體顫冷，腹部緊張時，可將足部浸入熱水，效果不錯，在臉盆內放入攝氏四十二度的熱水、鹽一撮，然後坐在椅上，將足部浸入盆內五分鐘，此方法在『文豪左拉生涯』這一部電影中可看到，左拉為去除傷風用此法治療。不僅可治療胃不順，歐美各國早就利用此法治療傷風。

若感到浸臉盆水麻煩，可用熱毛巾蓋上足尖，使之溫暖，一邊按摩，也有效果。

胃口難受喝重碳酸鈉有時會得反效果

胃口難受時，心臟似有燒心之感，因胃部不舒服而感到胸口疼痛的人，也很多，這實在是食道變調，經診斷有些是得到了食道炎。

食道是人體的一管狀組織，將所吃食物送入胃內，像個竹筒似的穿過橫隔膜，然後接下來膨脹之處就是胃部，接著彎曲似的軟管就是腸部了。

食道的機能其實很模糊，對於消化機能沒有用處，人吃下的食物，由口經食道到胃，食道實在不與消化機能接觸。

但食道的肌肉經調查，五、六十公分長上部的三分之一，可依照自己意志活動。「噯！喝下去吧！」於是照著指示進行。下部三分之二的平滑肌則為自律神經的領域，不為意志所操縱。

胃部難受、燒心為可而引起？雖然尚未完全解明，但或許是胃液逆流，刺激食道下部、或食道、胃幽門部痙攣等，幾個原因所致。身體橫臥時，胃酸容易逆流，易造成胃部難受。

有人說治療胃難受、燒心喝重碳酸鈉有效，的確強鹼能中和酸性，抑制疼痛。然而碳酸氣體發生，刺激胃壁，漸漸促進胃酸分泌，易造成惡循環。

胃難受並非一定胃酸過多，反之，胃酸極端少的情形也可能發生，感到胃難受立刻服用胃酸過多的藥，這是不好的，還是少服用此類藥較好。

胃酸百分之九十九為鹽酸，並非胃細胞直接分泌鹽酸，而是從細胞鹽酸離子，在細胞外有開始成鹽酸的組織。將青蛙的胃切除給別的青蛙，立即無痕跡地被消化掉了。胃部的內面黏膜依生出的血具有不消化胃液的防衛力。若切除後此力量就消失。

過食或抽煙過多，容易造成胃難受，特別是糕餅，甘藷，為造成胃部難受的根源之一，主要是有黏氣的硬塊壓迫食道。

此外，吃喝過熱的食物易造成食道癌，要特別注意，最近有許多人酷飲熱茶、酒，因而患食道癌特別多。

例如，海鮮或麵湯，若不趁熱喝或許無味，但過熱其味道也不見得好，且對身體有害。特別是甜味與體溫相同時特別強烈，因此，喝熱咖啡或紅茶最好不要放太多糖，過多糖分不僅妨害食慾，且多攝取對人體無益。

戀愛期胸部鬱悶，為愛焦急，那還有點羅曼蒂克氣氛，而過食、過飲則利多於弊。

生理的嘔吐還是吐出較爽快

嘔吐、噁心有多種類型，程度也是千差萬別。突然感到心情鬱悶、胸部難受、噁心，此時症狀較輕。

飲水後突然情況更厲害，吐也吐不出來，最後連胃液、膽汁也吐出來了，此症狀就嚴重了。

過食時的作嘔，食物中毒時的嘔吐，是身體防衛的胃部拒絕反應。即胃緊縮，腸的出口幽門部被關閉了，一般不向食道方向逆流，因胃中壓力變高，而向口的方向壓入，因此身體生理上的想嘔吐，最好吐出來較好。

有人看見他人的臉，會皺眉地想「看到他的臉，胸部不舒服，想作嘔」，此為感情作用，而使胃部不適的證據。胃腸是很敏感的，即使無異狀，但因神經的刺激或血液成分的變化就會想嘔吐。

此外，如頭部被強烈的擊打，或頭痛發作時，也想作嘔，腦部有腫瘍或腦中壓力變高時，也會發生嘔吐的情形，偏頭痛、頭暈、髓膜炎，及突發性耳朵一時變聾，聽不到聲音等均是作嘔的原因，有時不斷地咳嗽也想嘔吐。

長距離乘巴士易暈車的人很多，此為耳部深處的三半規管機能不足。三半規管是指三個半圓形器官前半規管、後半規管、外側半規管。

而此三半規管的根源成一個球形袋狀淋巴液入內。澳洲的巴拉尼曾研究淋巴液的移動與人體平衡的關係而獲得諾貝爾獎。但所謂身體的平衡，並非說一直感覺身體的平衡，而是為了保持身體的平衡而活動，或為了使倒崩的平衡復原而控制必要的肌肉。

不僅是暈車，若作急速的回轉運動時，常會眼花撩亂，站立不穩，為適應反應的三半規管機能已達限界點，平衡被打破，此時嘔心就會侵襲而來。

除回轉運動外，受加速度刺激時，上下巴士搖動過劇時，三半規管的對應均不佳。自律神經變緊張，血液成分起變化後，影體胃部，胃的幽門部關閉，結果使腹部壓力增高而嘔吐。

有人謂「暈車是個人精神上的問題」，的確精神面也不能忽視，最好不要去想自己最怕坐車，尚未暈車，自己就已經恐慌，此為自我意識過剩，自我暗示療法有名的艾蜜路·庫頁曾說過:「某種想法獨占精神，此想法就會變成肉

耳朵的平衡器官

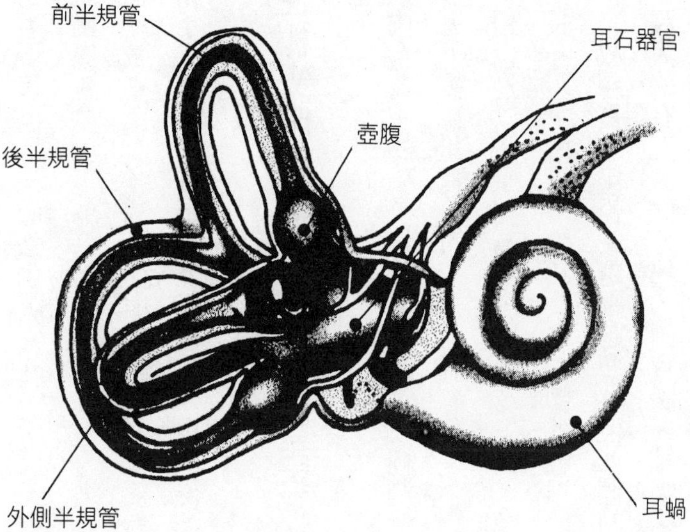

體的現實問題。」治療暈車最重要的就是忘記會暈車這回事。

坐車前要注意身體，當然不能吃太飽，但也不能空腹，儘量坐在較不會搖晃的前面座位。視景與暈車也有關係，激烈迅速變化的近景，及在車中讀書均應禁止，並儘量看遠處，閉起眼睛更好。

花式溜冰選手的華麗演技，實在好看，但選手們的三半規管也是經過強化訓練的。所以，會暈車者，若從小孩就使其習慣，症狀就漸漸輕微。

治療暈車藥有多種，但與其說是藥效使然，不如說是「服了此藥一切就OK」給予乘車者精神上的安心感的效用大得多了。故可說是「偽藥」效果。

便秘光服藥治療，漸漸會更嚴重

以肉食為主的獅子，其腸部的長度經測量為軀幹長的六倍，而草食動物腸更長，兔子腸為其軀幹的二十五倍。

人類也是以此原則為主，以米為主食，多食植物性食品的東方人的腸比歐美的人長多了，所以，腸較長，其腳就較短。近代由於東方人飲食生活仿效歐美風格，故腳長的年輕人越來越多，但他們的腸一定較短小。

小腸大約有五、六公尺，由盲腸、結腸、直腸到大腸約一・五公尺，與食道、胃之長合併的話，消化器官的距離約八公尺以上。

因此，從人口中進去的食物，通過此消化器官的時間約需花二十四小時至三十六小時。若滯遲過久，水分吸收過劇時，在廁所花的時間變長。

便秘若是由於腸的活動變為遲鈍，使大便通不出來則為弛緩性便秘；若是腸的緊張過於激烈，使大便無法順暢排出，則為痙攣性便秘。

因腸的蠕動而引起的不規則起伏，使大便無法向前推進，歐美人患痙攣性便秘者較多，東方人患弛緩性便秘者較多。便秘持續下去時，廢物被吸收，運到肝臟來，加重了肝臟的負擔，慢性便秘症有三分之二被確認為肝臟機能多少有點障礙。

通常三日以上大便不通，即是便秘，便秘為肌膚的大敵，通便藥製藥商大張旗幟，廣肆宣傳，年輕女性特地去買來吃後，就刺激腸部。

便秘者常用通便藥或通便劑實在愚蠢至極，對人體有害無益。此種藥物經常服用後腸的活動漸鈍，到最後若不仰賴藥，大便就通不出來，而且服習慣性後，普通量漸無效，就更增加藥量，引起惡性循環。對痙攣性便秘患者來說，通便藥更是反效果，常引起強烈腹痛者不足為奇。

最重要的是，要養成去廁所排便的習慣，不管糞便出不出來，每天早晨必定到廁所去蹲一蹲，此點極為重要，吃完早餐後，因為胃部受所吃下食物的刺激，腸開始活動，是到廁所蹲的好時光。即使一週或十日通不出來，也不能灰心就此放棄，要每天繼續蹲下去，此為一種條件反應作用。而蹲廁所加壓力於腹肌，腹部肌肉變強為去除便秘的第一步。

仔細地想一想，人所以會便秘，實在都是由於壞習慣所致，當我們有便意時，卻因臨時有事忍耐著不去廁所，漸漸的忍耐次數一多變成習慣，就導致了便秘。人體內的直腸，空時成扁狀，但等蓄積便物後就發出「到廁所去吧！」的信號，若此時因臨時有事不能去，逐漸養成忍耐習慣後，直腸就無法打出信號了，因而引致常習性便秘。

適合便秘的食物，為水分多及纖維質多的食物。當然，人體需要量也有個限度，體力差的人或胃下垂體質的人，食用這類食物過量時。就會加重胃的負擔，變成營養不足，便量變多，腹部發脹。

因此，不可只考慮到一時的通便，還是要攝取充分的蛋白質，使胃腸有力量才好。

單純的下痢，稍微絕食，溫暖腹部立刻治癒

與便秘相反的病症就是下痢，便秘就像是交通停滯的結果，而下痢像是應該在中站停車，卻忘記停車直駛終站的特快車一樣。特別乘客（營養素）不能在停車站（肝臟等臟器）下車，而被載到終站（廁所）去了。

下痢的一種型態為發熱及腸「加答兒」，所謂加答兒即因細菌的毒化作用而使腸液、黏液分泌異常，變成充血現象。例如，鼻加答兒時鼻塞不通，而腸的黏膜變水腫時，稍微受刺激時，就易受到傷害。

急性腸炎大部分是因細菌所致，嚴重時可能會致人於死地，出熱、腹痛、便帶黏液及血液，要早點送醫治療，不能拖延，外行人的判斷是最不當的，特別是在國外旅行後，若下痢時，要到醫檢所檢查糞便看看。

另一種型態是因支配食道及內臟器官分泌的副交感神經興奮，腸的運動受到刺激，因此，所吃下的食物通過過早。即水分無法吸收，照樣排出。人因為擔憂事物、疲勞過度或受到刺激時，自律神經系的平衡崩潰，副交感神經的影響力變強，不知不覺就變成下痢狀態了。此為神經性下痢。

此外，與慢性便秘相對應的即慢性下痢。突然常常持續下痢，或許是腸結核，特別是胸部疾病的既往症（舊症）者，最好早點給醫生診斷。

夏天睡覺時，腹部容易著涼的人很多，腹部著涼時因細菌感染就容易患傷風感冒及腸炎。若認為腹部用小棉被捲好睡覺有其道理的，則大錯特錯了。

因身體受冷流的侵襲而易引起自律神經失調的人，要顧慮到身體全部的保溫，不可只保全腹部。而且為了要鍛鍊身體，讓孩子包被睡覺實在毫無益處。

下痢時與便秘一樣不可立刻服止瀉藥。瀉肚排便後身體就輕鬆多了，不必再多擔心，若腹部仍會痛，繼續下痢的話，只要稍做絕食，使肚子保持溫暖，多休息。大致上過一、二日後就霍然而癒。

水分的補給也很重要，可以在粗茶內放些鹽來飲用，或喝蘋果汁也不錯，將薏仁和二十倍的水一起煮湯也很有益處。在茶內所以要放鹽，是因與生理的食鹽水很接近，易於吸收，而蘋果中的果膠有制止下痢的作用。薏仁能吸收胃腸內多餘的水分及氣體。

下痢稍癒時不要突然就恢復平時飲食，剛開始最好吃些稀飯。若光喝稀飯覺得不夠，可將山芋切片放入米飯中一起煮，變成山芋稀飯。山芋漢藥稱為「山藥」為具有豐富營養的食品。但若光吃山芋對消化不良，所以，和稀飯一起煮較好。

老人的飲食不僅要注意營養，且要口味平衡

人體隨著歲月的增長，一切器官、機能也都日漸老化、衰退。而且身體的活動量逐漸減少，自然而然新陳代謝量也就低下。因此，卡路里的要求量較不高，老人的飲食以易消化、柔軟的食物為主。

人到中年後，品嘗食物也較能吃出味道，雖然味覺的味蕾細胞減少，但依額葉所自作的味覺已變成洗練，所以仍能世故的品嘗出味道，若以為老人的飲食應以進食稀飯等簡單式飲食為主，那是大錯特錯了。

以研究長壽有名的教授認為，八十歲以上的日常飲食生活秘訣，必須遵守實行下列七個項目：

⑴主食不僅限於米、麥、芋，麵包也不錯，只是不要吃太多。

⑵魚、肉、蛋或大豆均要每天吃，但吃太多則有害身體。

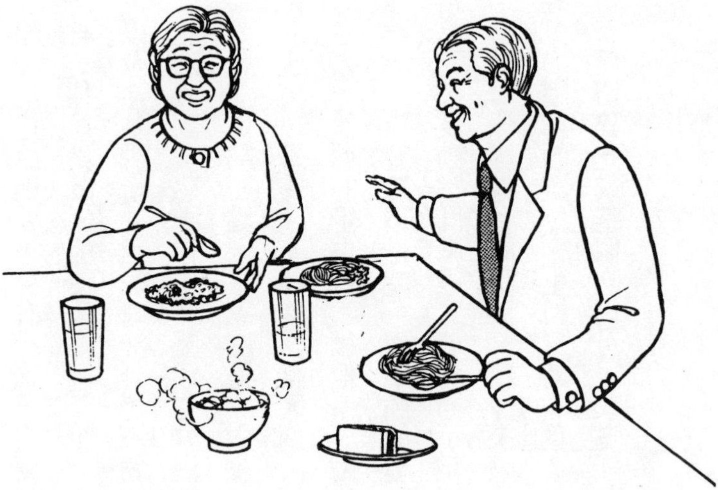

老人之飲食也要注重口味平衡

(3)蔬菜每天要充分吃食。特別是生的碎紅蘿蔔要每天吃。

(4)油少量攝取。麻油也不錯。吃麵包時以塗上奶油來吃為原則。

(5)海藻類要常食用。

(6)常喝牛奶。

(7)常吃小魚，連頭一起吃下。

當然，人體老化的速度因人而異，但此飲食生活七項秘訣，則適用每個老人。

除了上述原則外，另有一項很重要的，就是吃飯時要仔細咀嚼。據說人唾液內有一種荷爾蒙，能使人返回年少。進餐時所以會嗆住是因為食道的肌肉較弱，以及作為潤滑油用的唾液分泌不夠的緣故。吃食物之前，耳根下若加以指壓，能刺激副交感神經，使唾液的分泌旺盛。

老化問題另一點要注意的是，內臟器官的老化順序依次為腎臟、胃腸、神經系、肌肉、骨等。新陳代謝雖因個人運動的多寡而有不同，但即使常睡覺休息的老人，他們的蛋白質、維他命、礦物質的攝取量也是不能缺少的。特別是維他命B_{12}、鐵分等不足時，胃黏膜變萎縮，吸收效率變差，易引起貧血，所以要常吃瘦肉及動物肝臟等。若鈣類不足時，多喝牛奶及吃小魚有效。

富植物纖維較多的蔬菜，熟炒來吃比生吃好，但也不要吃過量，最要緊的是避免喝壓榨的菜汁。生紅蘿蔔的葉紅素含豐富維他命A，為長壽地區常吃的食物。可切碎吃或整個吃均可，或喝紅蘿蔔汁加入牛奶、蜂蜜。

飲食生活的改善非一朝一夕可成

世界長壽村最有名的地方為蘇俄的高加索。此地人食用新鮮羊乳製成之乳酪及新鮮水果，並飲用自製葡萄酒。而巴基斯坦的喀什米爾則以小麥、大麥為主食，常吃豌豆、蠶、紅蘿蔔、高麗菜、菠菜，似乎以蔬菜為主。

日本的長壽村經調查，例如，島根縣穩歧島黑木村主食以麥、甘藷為主，肉及蛋較少攝取，而小魚、海草則充分攝取。另外蔬菜類也很豐富。

我們若與長壽村一樣的飲食生活，並非就能保證能健康長壽，動物因餌的種類與所住的地域有所不同，人類雖為雜食，但飲食生活也因當地的風土、氣候、產物的不同而不一樣。而且長時間的飲食習慣使胃腸的消化作用，吸收能配合對應，若是特意與別地方的飲食生活一樣，突然改變飲食方式，會使體內消化器官混亂。

即使富於營養的東西，若不能適應其吃食習慣。「這吃下去好不好呢？」此種提心吊膽感情的影響，使敏感的胃腸會變為不調和。人有時以為會對某類食物不適，實際上有時並非食物中毒，而是心理作祟，神經性的原因也是值得考慮的。

因此，若要改善飲食生活，必須要慎重，不可急躁。「欲速則不達」，到頭來將使生活的規律變混亂，那就更糟了。

往昔人的壽命平均為五十，第二次世界大戰後，人類平均的壽命已延伸。依據近年來的統計，男性平均的壽命為七三·二九歲，女性為七七·九五歲，現在已是人生邁向八十年的時代了。五十歲、六十歲，雖然仍生命力旺盛，但事實上來說，是無法與年輕時候一樣有旺盛胃腸機能的。

若胡亂酷用胃腸，過食、過飲的話，會促進人體老化。自然而然新陳代謝低下，不但加重胃腸負擔，而且步入肥胖之途，導致各種成人病來襲。

飲食生活的改善雖然可以進行，但仍然還是以最適合自己身體的方式來吃較好，真的改善能促進身體健康嗎?此點自己要慎重考慮。

疾病治療並非藥效功能，而是人類自然治癒力

談到人類的自然治癒力可以治癒疾病，使傷口復原。藥只是得力的幫手而已，若認為疾病的治療以藥為主要角色，則是錯誤的觀念。

胃藥也有許多種類，最常見的如治療食慾不振或過食而使用的以牛、豬的胃黏膜或脾臟所作成的消化酵素。以及刺激胃部使消化液的分泌增加，蠕動的規律增強的健胃劑或消化劑。

其中的苦味劑能刺激舌部的知覺神經，使唾液分泌增加。民間藥之一種「當藥」即屬此類，此外，如促進副交感神經的作用因而促進胃運動的藥，以及促進膽汁分泌的利膽汁，均屬於消化劑的範疇。

也有治療因胃酸過多症狀的中和制酸劑。如含高麗菜的維他命U就具有此

種效果。

止住下痢的藥也有許多種類，其中代表性的是使腸的蠕動鎮定及在黏膜作成薄膜，使刺激變為柔和的藥。此外蘋果榨汁來喝，其果膠能保護腸黏膜，治療下痢有效，在蘋果季節時就不必買止瀉藥了。

作為便秘時的下劑有兩種類型，一是刺激腸部使之壓出，二是使糞便慢慢地容易出來。

所謂健胃劑，並非藥的效力能使胃變得更健康。人類的自然治療能力就像名馬一樣，而藥力就像鞭子，對於怠惰的馬加鞭而行自然有效，但若真正疲憊的馬，再加鞭而行只得反效果。

藥的另一特徵為偽藥的效果。例如鎮痛劑，從外表看來均差不多，即使用小麥粉作成，沒有含藥效成分，也能止住痛處。此即心理效果。

藥幾乎潛藏此種偽藥效果。所以同樣疾病的患者，服以同樣的藥，而效果卻大有差別的原因就在此。

因此，有些病患必須服安眠藥才能入睡時，醫生因為怕病患服用過量，所以動了手腳，用大麥粉來代替使用，而病患服後仍能安然入睡，人的自我暗示力量實在厲害。

同樣的例子，有位患者因胃部消化不良，而給予消化酵素劑，吩附他飯後服用，但他飯後卻忘記服用了，而在空腹時用，胃部突然痛起來了。此即為他已有飯後必須服用此藥的先入觀，才會如此。必須飯後服用的藥只有鎮痛劑、感冒藥而已，那是因為它會刺激胃部，而胃藥何時服用應無多大關係，決不會有因時間的不同，而使消化酵素劑導致胃痛的現象。

最近流行的漢藥，與化學合成的藥完全不同，似乎無副作用，但若要服用漢藥，最好還是找可靠的專門醫生所開的藥方較好。前幾天，一位好友對我說「胃痛或下痢時服用漢藥很有效」，我問他服什麼藥呢？他說是服「草藥」，令我大為吃驚。不管是胃痛或是感冒，均服用此藥，此種亂使用漢藥的方法，實在對不起古老的中藥美譽了。

健康食品具有藥效是錯誤的觀念

環顧所謂健康食品打出之口號為「生食為佳」「醫食同源」，食物本來就是生的較富營養，這種以其歪理口號亂用食品添加物，當然是有問題的食品。例如，真正的果汁與砂糖不用，卻用香料、色素、酸味製成化學合成的果汁，現在這種果汁已氾濫整個市場，其實根本僅是水製成的而已。

除了果汁外，幾乎所有的食品均使用著色劑，以及混入防腐劑，甚至放入了品質改良劑。由於添加物被許可使用，所以不容易禁止，而且許可的基準又很曖昧不明，最具代表性的，如使用豆腐防腐劑的AF_2。

健康食品標榜「天然、自然」，其實是假借人工所加工製成的食品。由於使人感覺「對人體有益」的意識強烈，宛如似乎有藥效似的。

我們必須了解的是，健康食品並非成藥，終究只是食品而已。食品是應自

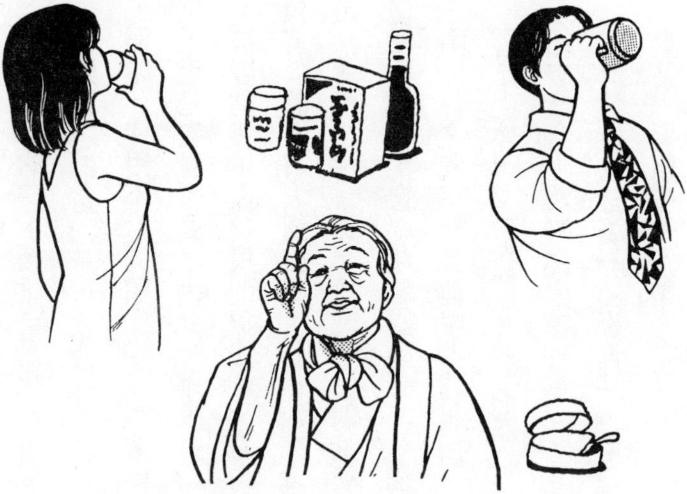

健康食品並非藥呀！

身的喜好，而自由選擇進入口內的。因藥事法無以為據將之取締，但又無藥效，只是服用者予以過高的期待而已。就像人們購買較貴的「名牌」，均期望其有較高效用，此為人的本性，因此，健康食品會被混同具有藥效。

而且健康食品中，也有使用漢藥的生藥為材料，由於中藥自古以來即普遍為民間所使用，因此，不管是否為偽藥其效果都不被懷疑，信奉者仍將「藥效」奉如神明。

西洋醫學的藥，幾乎全是化學合成品，對胃腸來說僅是異物。而漢藥、草藥一言以蔽之即是「草根木皮」，所以，認為無副作用之虞，其實這是錯誤觀念。例如，使用不合人體的中藥也會嘔吐、胃痛的。混用亂服時會使身體不適的例子也是屢見不鮮。因此，不要外行人充內行，亂服中藥也是危險的。

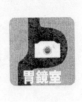

被廣為使用作為民間療法的大蒜，是一種刺激性很強的植物。使用不當時會損害人體。有人認為將生蒜榨汁來食用很有效，但對於不適合服用的人來說有如「兩刃之劍」一般。缺乏慎重的試驗，會生出何種反應也無人知曉。若為了治便秘而喝下，會引起胃腸障礙，依體質的不同，吃生蒜最好還是禁止。

由生蒜之例可知其他中藥的服用，最好也要在專門醫生指示下來服用較妥當。「自然食品」、「天然食品」即使具有相當魅力，也要以一般食品來考慮，總要顧慮飲食生活的健康才好。

特別是最近打著「健康食品」招牌的，將普遍食品加以改變，有增多的趨勢，實為「惡幣驅逐良幣」是也。

若容易誤信健康食品或漢藥萬能的人，毫不懷疑的加以服用，本來是想補助胃腸能力，結果反而改變了天生的胃腸能力，實是得不償失。

胃下垂並非疾病

胃下垂的人一般說來食量均少，且喜歡清淡的食物。不喜歡吃含有蛋白質或油膩性的食物。而且因為知道自己胃弱，盡量吃易消化的食物。

這實在過分保護自己胃部，此種過分保護反而使自己的症狀惡化。

胃下垂並非病名，而是胃的形狀，但卻引起大家誤解。胃下垂即是比胃的正常位置稍微低下的狀態。就像人臉部有長方型的也有圓形的一樣。

人類由四隻腳支持體重，進化到以二隻腳行走時，胃部卻忘了進化，仍像四腳行走的時代一樣，因此，往下垂是當然的道理。實際大約有二〇%至四〇%的人均有胃下垂狀態。

經X光線檢查，被醫生宣告為「胃下垂」之後，許多人就大起恐慌了。本來有些好好無病的人，突然也會變的胃部不適了。同樣地經過檢查，有的人的胃為牛角胃、鉤狀胃、瀑狀胃、袋狀胃等，若認識不清的人可能認為這就是胃病，其實這與胃下垂一樣，只是胃的形態，而非病名。

如牛角胃形如牛之角，為健壯型的胃。鉤狀胃比牛角胃更彎曲像釣魚鉤一樣。瀑狀胃為傾斜型，容易緊張而患胃潰瘍。袋狀胃為胃的一部分成袋狀，例如牛胃有四個，其實真正只有一個，其他三個均為袋狀胃，具有反芻作用。

胃下垂大概與體質及遺傳有關。若下陷至骨盤的人體質虛弱，低血壓、貧血自律神經不安定因而食慾不振，胃部不易消化食物、頭暈、腰痛、心悸等均容易發生。若下陷至腸、膽囊、腎臟，即所謂內臟下垂症者，易患膽結石、腎結石等的病痛。

胃下垂有多種症狀，患胃下垂體型瘦削的人，比起易患腦充血、心臟病而突然暴斃之肥胖型的人，雖較無體力，卻反而長壽。比起肥胖者較為有利。

胃下垂者只吃液體類食物會得反效果

胃下垂者因胃部較易脹肚、不消化，所以較喜歡吃液體類、水分較多、較柔軟的食物。水分多的食物過多後就像水入汽球一樣，會使肌肉較弱的胃部更往下陷。胃若下陷，漸漸機能也減退，無法攪拌消化胃內食物，胃液變薄，消化時間延長，脹肚就無法回復，惡循環一直繼續下去。所以，還是吃些要費時咀嚼的食物較好。

適合病人吃似的易消化食物，由營養觀點來看，比普通食物差多了。為了強胃及增強腹肌，多攝取蛋白質是必要的，含動物性蛋白質較多的肉、魚假如不喜歡吃的話，自然而然體力變為衰弱。沒有體力就無法活動，因此，導致食慾全無，變成令人困惱的惡循環。

當然像鰻魚、牛排等急遽大量吃食也是全無道理的。原則上一次量稍微少些，以少吃多餐的方式來進食。飲料也是一樣，一次以一百ＣＣ為限，依照計劃好的間時來喝，飯前及進餐中不要喝茶及水。因為會使胃的消化力變弱。

調味料及酒類在飯前使用可增進食慾，刺激增進胃部機能。

一天應進餐幾次，營養應如何平衡，對於忙碌的上班職員來說可能較不易控制。但為了自己的身體，中餐一定要吃營養較高的便當或設法帶些湯以代替咖啡或茶。而且飯後，儘可能躺臥身子。

輕度的體操比激烈的運動更有用，特別是鍛鍊腹肌的伏地挺身以及仰臥起坐，每天均要利用短時間來作。此外，要保持心情愉快、安定精神、平衡自律神經、生活積極、改善消極、遲鈍的人生，為治療胃下垂最重要法則。

第六章 由胃部外側來強胃

本章要介紹讀者一些促進胃部機能，強胃的方法。胃並非自己獨立而活動者，必須適當地配合人體其他器官的活動，相輔相成才能煥發地活動。由此觀之，若能使人體其他器官配合整體良好地活動，就能間接地達到強胃目的。因此，「由胃部外側來強胃」其意義就在此。

在此介紹一些對胃有效的運動、體操。即自古以來中國式的體操，乃至於印度的瑜伽術。那一種有效用，那就由讀者們來親身體驗吧！

甩手式的簡單體操能消除胃疲勞，促進消化作用

這是非常簡單的運動，卻具有很好的效果。主要是一邊扭動腰部，兩手左右擺動。並不要非常刻意用心整齊地做，放鬆身體，和諧性地做即可。藉著此節奏性，或許自律神經會受到刺激。

●兩腳比兩肩寬度稍微寬些地張開。

●立姿時的要領為全身不要用力，腰部也要柔軟、兩膝自然彎曲。膝部內側肌肉放鬆，自然站立。運動開始時也不要用力。

●隨著擺動手臂之初，要注意避免肩部用力。何時開始，何時結束，像不知似的，自然地活動為甩手的要訣。

●以腰為軸，任由兩臂左右擺動。慢慢、靜靜地開始，然後漸加速度，隨著自然地節奏擺動，不要過分用心。

中國式體操·甩手

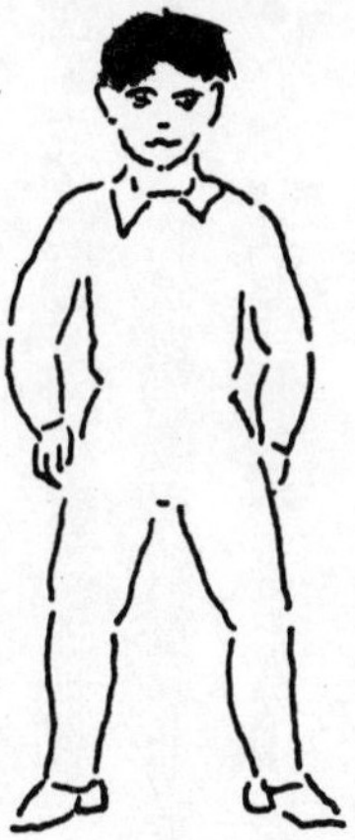

① 兩腳張開站立

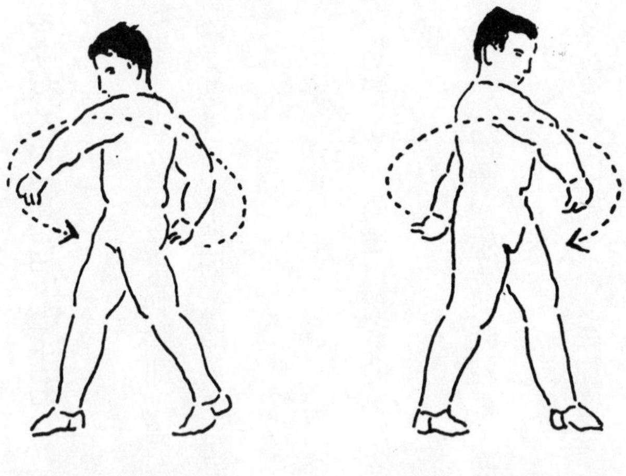

③ 重複作此動作約二百次

② 以腰為軸，左右擺動手臂

●擺動時一邊數一、二、三……數到二百為止。

運動結束後頭腦清爽、胃部四週變溫暖。中國稱此為「叩腹背」，依中醫的理論，此運動以前命門及後命門按摩似的敲擊，具有強化體質的效果，又像漢醫經穴刺激似的效果。

此運動對於背骨扭曲、彎曲的調整具有與脊椎調整療法（以手搓揉脊椎以恢復健康）相同的效果。整天坐在辦公室辦事的職員及計程車司機、卡車司機等駕駛員可利用休憩時間來做此運動，一定可得到意想不到的效果，消除身體疲勞。

特別是支配胃的脊髓神經之出口，在第四胸椎到第九胸椎下，藉此運動用手擺動的接觸震動及自然的按摩之刺激，能使消化機能高昂。

因此，做此運動時不僅要充分地擺動手臂，且能輕輕地觸擊前後的經穴更好。夜晚開夜車用功的學生們，頭部血壓上升，睡不著覺，若在睡前能做五分鐘的甩手運動，就可解除失眠症的煩惱，睡眠不足也是胃的大敵。

一日快步走十分鐘能保持基本體力、強化胃部機能

鍛鍊胃部並沒有直接特訓強胃的方法，必須配合全身強化，胃部自然也就日漸茁壯。

此點可由胃腸異常者得到證明，在胃腸不好的人當中，真正胃腸差勁的人僅占一五％。

其餘的大部分均是膽囊、肝臟、膵臟不好，以及患有與胃腸無關連的疾病如肺病、心臟病、腎臟病、糖尿病、維他命不足、荷爾蒙失調等。

其中最多的是心性的疾病，即神經性胃的失調，而不是身體疾病所致，由此統計結果，可見為了保持胃的健康，不僅要注意胃部，而且身心健康也要保持平衡。此為最重要的常識。

因此，日常生活要有規律。不僅要注意飲食生活，而且要注意保持適度的

運動，休息、睡眠也均要充足。關於這些注意要項或許大家均早聽膩了，不過這最普通的養生法，卻是最基本的健康法。

特別是強調的是「運動不足」，由於時代科技的進步，使人們出門、工作均有車、電梯代步，雖是便捷，但卻使人導致運動不足。

運動不足若持續下去，與運動直接有關的肌肉就會退化，而且身體的全部組織構造紊亂。

現代人有許多根本不做繁重工作，又非運動選手，但是，到了星期日卻無精打采地呆閑在家中，行為行動的基本體力已日漸低下了。

若能適量運動的話，氧的攝取就會增加，心臟活動狀況自然良好，血液循環順暢。氧與營養物通過人體的毛細血管運到身體各部，這樣各處臟器均充滿活力。而且血液流暢時，膽固醇、中性脂肪就不會儲積血管。

中年、老年者，每日若規則適度地運動，比同年齡者血壓較低，身體也年輕十歲左右。

像這樣每日短時間也好，持續地運動下去是很重要的，假若隔一天運動一次有八〇%的效果，那麼，一週運動一次就只剩五〇%的效果了。而二週一次的運動其效果等於零。所以，一個月打一次高爾夫球，美其名曰「運動」，其實是一點效用也沒有的。

但是，過份激烈的運動是危險的。例如，馬拉松、賽跑等均不太適合，即使年輕人若不常運動的話，也少做此類運動，還是先做些輕度的運動為佳。中年、老年者做運動前最好先去作血壓、心電圖的檢查，接受醫生正確的指導，以做適合自身的運動，否則貿然而行可能會得反效果。

適合大眾的輕度運動最好的是步行，但並非指閒逛，慢踱行走。在上班或買東西時走一公里，以十或十五分鐘的速度快步走完，每日持續下去就能維持基本體力了。

藉著腹式呼吸鍛鍊太陽神經叢使胃健康

腹式呼吸或許讀者們會認為很麻煩難做。其實一言以蔽之，腹式呼吸即「使橫隔膜堅實地上下活動」的呼吸。

所謂橫隔膜即肌肉板，將胸腔與胸腔之間隔開。此為肺的呼吸運動的原動力，橫隔膜的肌肉緩和的收縮上下活動，然後肺就脹起或縮小。

腹式呼吸具有下列效果：

(1)胸腔變負壓狀態，血液容易歸回心臟，使心臟堅固。

(2)使高血壓下降，預防腦充血。

(3)腹壓時刺激心窩下的太陽神經叢，調整自律神經，增強內臟機能。

(4)強化肝臟機能。

(5)使腎臟長久保持穩固。

太陽神經叢即指體內控制胃、腸、肝臟、腎臟、脾臟的自律神經中心，由間腦傳來的指示事務由此轉送，若不適當地調整，控制機能變弱，所傳達的事項就會發生錯誤。

神經性胃病即由於自律神經的不調和，由上列的第(3)項說明，要用腹式呼吸法加以腹壓，鍛鍊太陽神經叢，即為鍛鍊胃部的根據。

呼吸法，有許多人一定認為剛開始即吸氣，但實在卻先呼氣，即吐氣最重要。吐氣或許比吸氣好吧。儘可能長時間，窄狹細細地將氣吐出。此即「完全呼氣法」。

氣完全地吐出後，接下來就是吸氣，吸氣時要慢慢地也是儘量將時間拉長來做。腹式呼吸不僅只是使腹部膨脹和收縮，於腹部加壓力才是重點。

腹式呼吸的順序如下：

- 首先慢慢地一邊吐氣，慢慢地下腹用力。心窩下使之勒緊收縮。
- 兩掌抱緊腹部。

腹式呼吸

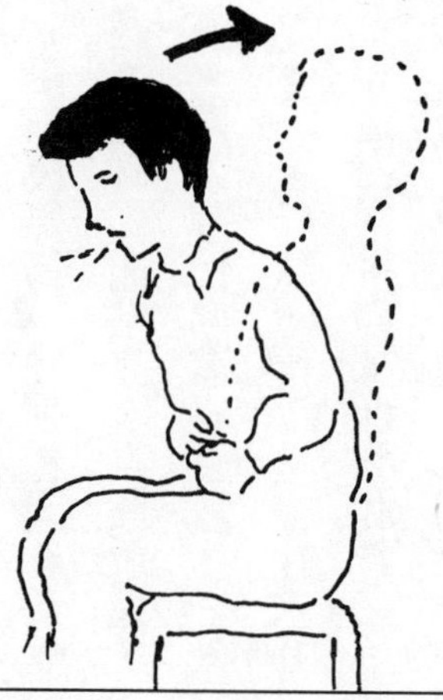

用手按住心窩，吐氣之後再吸氣。

（實線部份表示吐氣，點線表示吸氣）

●吸氣時，下腹不要用力，慢慢地放鬆。

●照「上虛下實」的法則，上半身不要用力，下半身集滿氣。作腹式呼吸時，太陽神經叢即心窩下要意識集中。

●站著或坐著均可。但是，坐在椅子上做，施腹壓較容易。

古傳八段錦為健固胃部體操

中國以醫療健身為目的的體操、國術很多，如太極拳等。八段錦也是其中一種，在從前就用為醫療健身之用。到北宋（

西元九六〇～一一二七年）時代體系算是收集大全。

第一段到第八段其中有鍛鍊胃部的，在此介紹給各位。

「養生訓」曾說「胃氣即元氣的別名」。胃若不調和，就沒有元氣，身心不暢，不知不覺胃部受損變重。八段錦體操容易做，對胃效果好。

第一段錦為「雙手托天理三焦」。兩手托天，能使胃、肝臟、胰臟順調。

●兩腳張開站立，身體放鬆，兩手自然垂下。

●兩手手指向前組合。

●一邊吸氣，兩手慢慢往上升，到停止吸氣時，兩手再垂下。然後吐氣，這次兩手向下伸到肚臍之下為止。

●再次吸氣，兩手掌向上，伸到頭上，有頂天之意。

●兩手掌伸到頭上時，兩掌的手指張開，左右各劃一個大圓圈，然後兩手慢慢地放下。動作不要快速，要儘量吸氣，慢慢吐氣為秘訣。

古傳八段錦體操

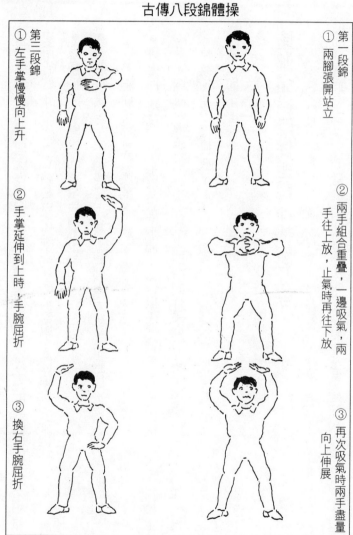

第一段錦

① 兩腳張開站立

② 兩手組合重疊，一邊吸氣，兩手往上放，止氣時再往下放

③ 再次吸氣時兩手盡量向上伸展

第三段錦

① 左手掌慢慢向上升

② 手掌延伸到上時，手腕屈折

③ 換右手腕屈折

第三段錦為「調理脾胃須單拳」。為了使胃部左後方的脾臟健固，必須左右一次用心做此動作。可調整自律神經、解消緊張，驅除胃的神經症。

●兩腳張開，與肩同寬，自然站立。

●一邊吸氣，左手掌慢慢上升。伸到上方後，手腕屈折。五指緊貼一起。右手腕屈折插壓於腰部。

●慢慢地吐氣，左手慢慢地下伸。然後壓於腰部，這次換右手掌慢慢上升，同時一邊吸氣，上升到上面時同樣手腕屈折，手掌向上，然後一邊吐氣，右手慢慢放下。

原則上即手上伸時吸氣，下放時吐氣。

瑜伽體操能促進胃部機能旺盛

瑜伽體操特點之一為鍛鍊自律神經，平衡調整交感神經與副交感神經。自

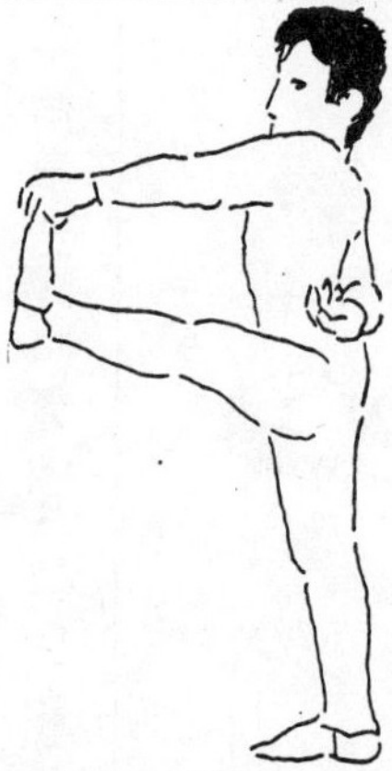

瑜伽體操●單腳站立的姿勢

律神經與胃的密切關係，本書已談過數次，不再贅述。瑜伽體操不但能使胃健固，且治療胃下垂、便秘、下痢也有效。現在介紹幾種姿勢給各位作參考。

●單腳站立的姿勢

身體放鬆，兩腳站立，然後左腳立即上提，左手輕輕地握住腳尖。膝部內側肌肉要儘量伸展，右手放於背後腰部，如圖。

此項體操，能刺激伸高腳部相反側的內臟，不但有益胃的活動，且能鍛鍊腹肌，胃化骨盤。若用同樣姿勢舉起右腳，則能強固肝臟。

●鋤的姿勢

兩腳合併，然後膝蓋伸直如圖②的姿勢。照這樣的姿勢彎曲身體。開始時充分地吸氣，然後在吐氣後慢慢地舉起腳如①，然後再度吸氣、吐氣作②的姿勢，再第三次吸氣、吐氣作圖③點線的姿勢。此項體操能鍛鍊胃與肝臟，強化

瑜伽體操●鋤形的姿勢

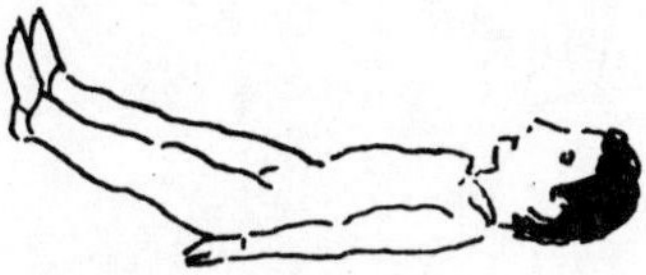

①一面吐氣，一面舉起腳

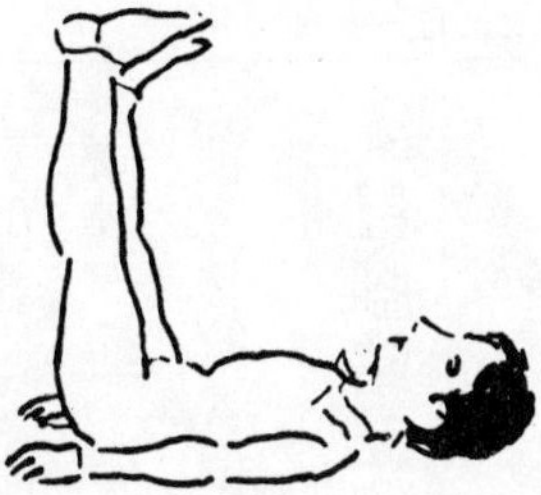

②再度吸氣，吐氣後變成這種姿勢

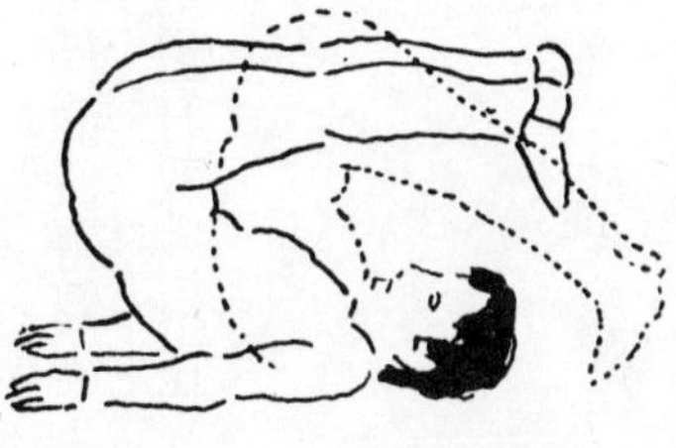

③第三度吸氣，吐氣後這樣地彎曲身體（儘量做到如圖的點線位置）

瑜伽體操•蝗蟲的姿勢

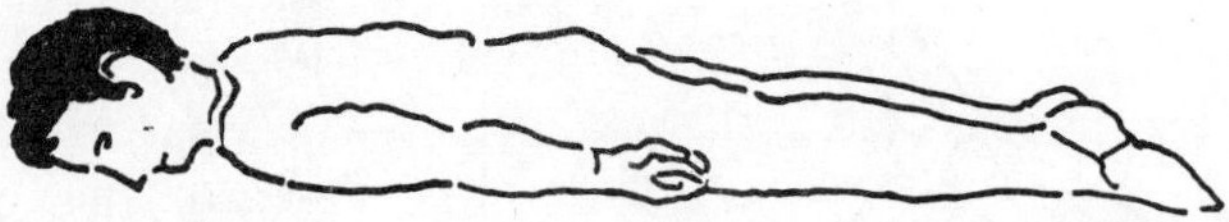

①將身體快臥

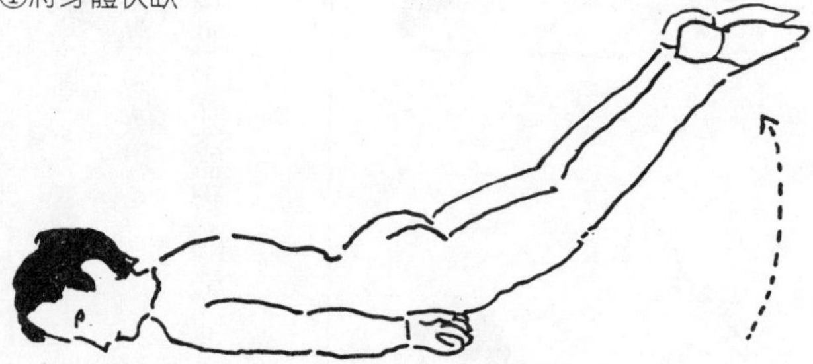

②用緊握的雙拳支持身體，儘量伸高雙腳

肝臟。

●蝗蟲的姿勢

將身體臥伏，用緊握的雙拳支持著身體，伸展雙腳，儘量將腳伸高。

做此姿勢然後屏息，到不能忍耐時再一邊吐氣，將腳放下。

此種體操有益肩及肝臟的活動，治療胃下垂亦有效果。

●弓形姿勢

伏臥於床上，將雙手握住兩

腳如圖①，然後臉抬起，兩手握住雙腳成弓形。姿勢。一邊吸氣然後放鬆再吐氣，將身體彎曲成第③圖式，不過也不要做過分劇烈。若無法將此姿勢做好的人，開始做時可先從單腳做起。

此體操能強化腹肌，旺盛胃的機能，治療便秘也有效。

瑜伽體操•弓形的姿勢

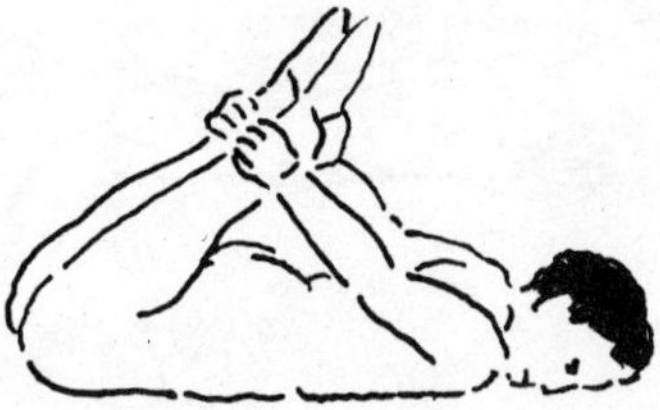

①伏臥於地，兩手握住腳

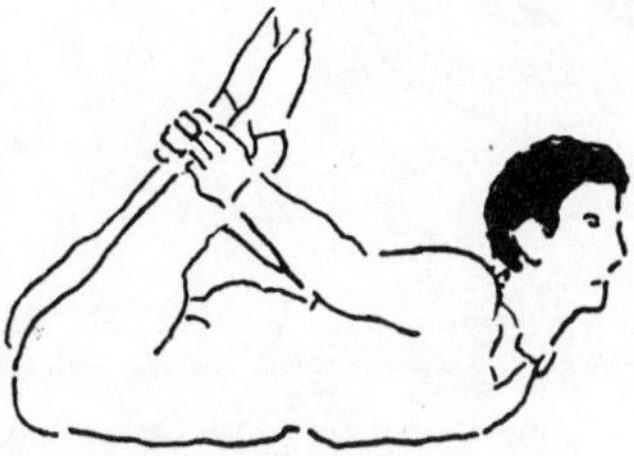

②臉朝上，成弓形姿勢

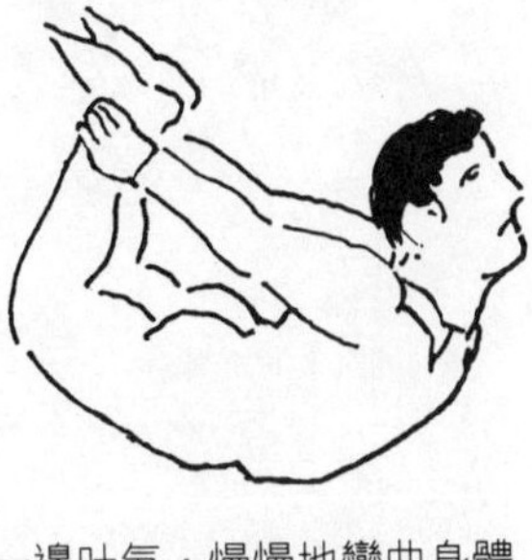

③一邊吐氣，慢慢地彎曲身體

太極棒是藉迴轉短棒來鍛鍊胃部的獨特健康法

腰部降下，慢慢轉動身體的太極拳，為最近非常流行的健康運動。特別是具美容效果，所以女性也甚為喜歡學習。中國太極棒，即是運用短棒的醫療健康法。

其實太極棒的動作很簡單，還稱不上體操。經常練習可使胃及腸的蠕動旺盛，食慾不振者可試試，效果不錯。體操後，有的人可能腹部咕嚕咕嚕，有的人則打嗝，這是胃腸機能刺激的結果。

棒長二十～三十公分，放鬆身體，輕鬆站立，兩手捧棒，在腹前如車輪式的做迴轉運動。若坐在椅子上也是同樣要領。

太極拳稱為動禪，為動與靜的結合，而太極棒原理也是相同。因此，若光是轉動短棒效果不大，轉動短棒時要集中意識，達無心境界，此點極重要。

太極棒

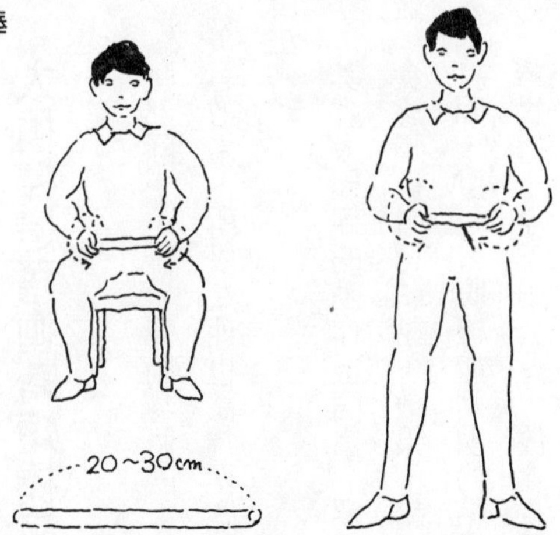

三十公分的短棒置於腹前，如車輪似的轉動

呼吸也盡量長些，像前項的腹式呼吸法一樣，於腹部加壓力行之。棒慢慢迴轉一次後，充分吐氣，下次迴轉時配合吸氣，有規律地順利進行。所以，剛開始就要使手的動作與呼吸平衡。這也是自律訓練法的一種，自律訓練法通常分六個階段，而第五段為「胃的周圍自然地溫和、順暢」，即在腹部集中意識。

太極棒也是通過棒使胃周圍心境集中，這樣效果才大。

此太極棒的操練不但能鍛鍊胃部且對治療胃下垂及胃潰瘍亦有效，使

治療過食有效的柔軟體操

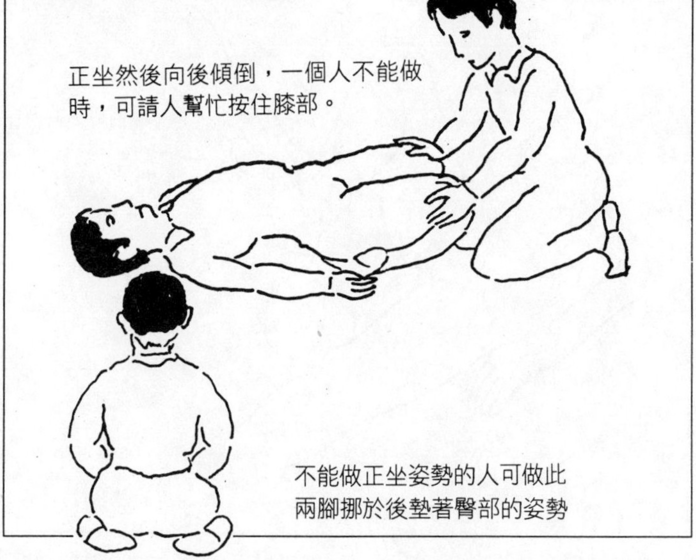

正坐然後向後傾倒，一個人不能做時，可請人幫忙按住膝部。
不能做正坐姿勢的人可做此兩腳挪於後墊著臀部的姿勢

自律神經平衡，因此，對神經衰弱及高血壓亦有效果。為簡單獨特的胃部健康法。

治療過食便秘有效的柔軟體操

●治療過食有效的柔軟體操

採正坐的姿勢，兩腳平行，墊著臀部，然後向後倒。做此動作頭部如果能觸到地面，則顯示膝關節柔軟。若不能做到如此姿勢，可以請人按住膝部，漸漸習

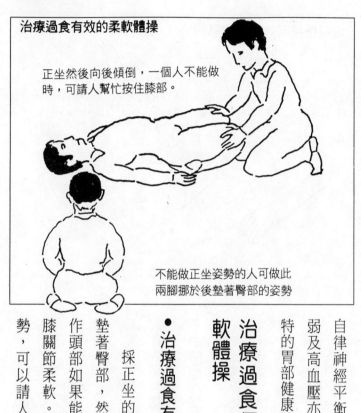

治療便秘有效的柔軟體操

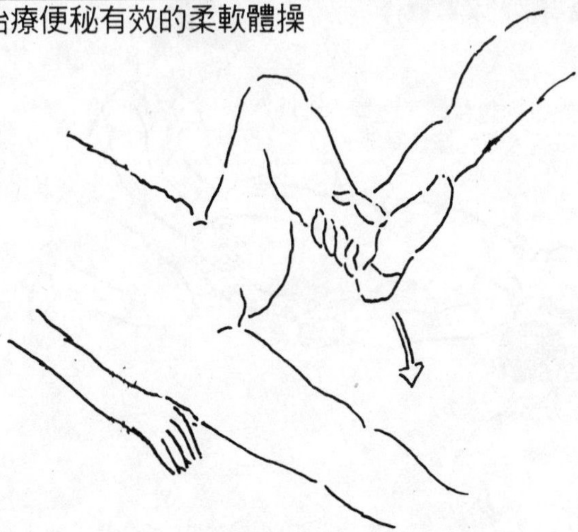

握著左腳向上提升，拉引腳跟然後急遽放下

慣後就自然能屈伸了。

此外，不能做正坐姿勢者，可做另一種姿勢，即將腳挪於臀部兩側，如一九一頁圖所示，這樣上體容易向後倒，身體較硬的人可做此動作效果一樣。

●治療便秘有效的柔軟體操

此體操也適合兩人來做，治療便秘效果不錯。

躺臥於床，兩腳自然張開，左腳輕輕被另一人握著拉起，腳後跟一邊被拉引，然後急遽向下伸展。

使胃強健的經穴

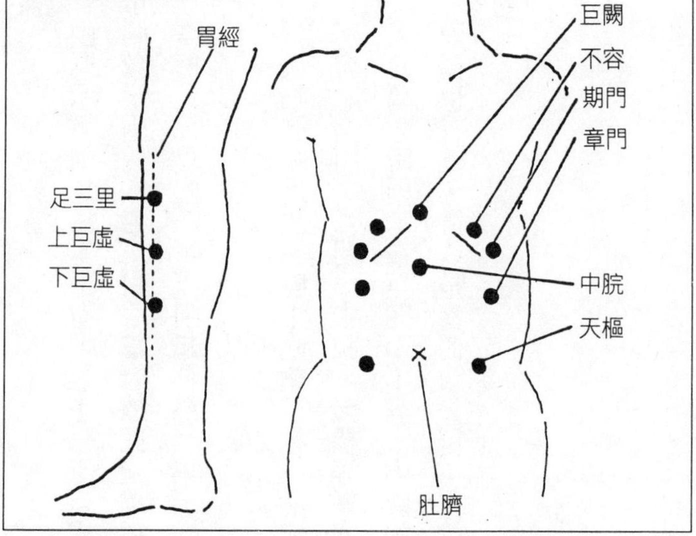

這樣反覆做幾次。

每日刺激「足三里」穴可使胃部強健

當我們去健行徒步旅行疲勞時，常會無意識地去撫摩腳脛，「足三里」穴道即在脛骨外側，約在膝部十公分以下之處。

從前要做長途旅行時，在「足三里」處施行針灸，防止疲勞有效。而且「足三里」穴道屬胃經系，與胃的關係密切，因此，刺激足三里穴能使胃部機能活動旺盛。

由圖示可知足三里下有上巨虛、下巨虛等與胃腸有關的穴道。下痢或腸炎時可刺激這兩個穴道，用手掌摩擦此處以代替針灸也具效果。

摩擦足三里穴，可以引起食慾，早上在床上稍微進行摩擦，早餐就能胃口大開。

當人吃飽時常說「啊！吃飽了。」然後一邊按摸著腹部，在此無意識中巨闕、不容、期門、章門、中脘、天樞等經穴均按摩到了。

人要嘔吐時則常在巨闕↓不容↓中脘的周圍上下按摩，慢性下痢時刺激中脘、天樞也有效。這些是我們祖先留下來的智惠，應該好好利用。以達強胃的目的。

大展出版社有限公司
品冠文化出版社

圖書目錄

地址：台北市北投區(石牌) 致遠一路二段 12 巷 1 號
電話：(02) 28236031 28236033 28233123
郵撥：01669551＜大展＞ 19346241＜品冠＞
傳真：(02) 28272069

・少年偵探・品冠編號 66

1.	怪盜二十面相	(精)	江戶川亂步著	特價 189 元
2.	少年偵探團	(精)	江戶川亂步著	特價 189 元
3.	妖怪博士	(精)	江戶川亂步著	特價 189 元
4.	大金塊	(精)	江戶川亂步著	特價 230 元
5.	青銅魔人	(精)	江戶川亂步著	特價 230 元
6.	地底魔術王	(精)	江戶川亂步著	特價 230 元
7.	透明怪人	(精)	江戶川亂步著	特價 230 元
8.	怪人四十面相	(精)	江戶川亂步著	特價 230 元
9.	宇宙怪人	(精)	江戶川亂步著	特價 230 元
10.	恐怖的鐵塔王國	(精)	江戶川亂步著	特價 230 元
11.	灰色巨人	(精)	江戶川亂步著	特價 230 元
12.	海底魔術師	(精)	江戶川亂步著	特價 230 元
13.	黃金豹	(精)	江戶川亂步著	特價 230 元
14.	魔法博士	(精)	江戶川亂步著	特價 230 元
15.	馬戲怪人	(精)	江戶川亂步著	特價 230 元
16.	魔人銅鑼	(精)	江戶川亂步著	特價 230 元
17.	魔法人偶	(精)	江戶川亂步著	特價 230 元
18.	奇面城的秘密	(精)	江戶川亂步著	特價 230 元
19.	夜光人	(精)	江戶川亂步著	特價 230 元
20.	塔上的魔術師	(精)	江戶川亂步著	特價 230 元
21.	鐵人Q	(精)	江戶川亂步著	特價 230 元
22.	假面恐怖王	(精)	江戶川亂步著	特價 230 元
23.	電人M	(精)	江戶川亂步著	特價 230 元
24.	二十面相的詛咒	(精)	江戶川亂步著	特價 230 元
25.	飛天二十面相	(精)	江戶川亂步著	特價 230 元
26.	黃金怪獸	(精)	江戶川亂步著	特價 230 元

・生活廣場・品冠編號 61

1.	366 天誕生星	李芳黛譯	280 元
2.	366 天誕生花與誕生石	李芳黛譯	280 元
3.	科學命相	淺野八郎著	220 元

4. 已知的他界科學　陳蒼杰譯　220 元
5. 開拓未來的他界科學　陳蒼杰譯　220 元
6. 世紀末變態心理犯罪檔案　沈永嘉譯　240 元
7. 366 天開運年鑑　林廷宇編著　230 元
8. 色彩學與你　野村順一著　230 元
9. 科學手相　淺野八郎著　230 元
10. 你也能成為戀愛高手　柯富陽編著　220 元
11. 血型與十二星座　許淑瑛編著　230 元
12. 動物測驗—人性現形　淺野八郎著　200 元
13. 愛情、幸福完全自測　淺野八郎著　200 元
14. 輕鬆攻佔女性　趙奕世編著　230 元
15. 解讀命運密碼　郭宗德著　200 元
16. 由客家了解亞洲　高木桂藏著　220 元

・女醫師系列・品冠編號 62

1. 子宮內膜症　國府田清子著　200 元
2. 子宮肌瘤　黑島淳子著　200 元
3. 上班女性的壓力症候群　池下育子著　200 元
4. 漏尿、尿失禁　中田真木著　200 元
5. 高齡生產　大鷹美子著　200 元
6. 子宮癌　上坊敏子著　200 元
7. 避孕　早乙女智子著　200 元
8. 不孕症　中村春根著　200 元
9. 生理痛與生理不順　堀口雅子著　200 元
10. 更年期　野末悅子著　200 元

・傳統民俗療法・品冠編號 63

1. 神奇刀療法　潘文雄著　200 元
2. 神奇拍打療法　安在峰著　200 元
3. 神奇拔罐療法　安在峰著　200 元
4. 神奇艾灸療法　安在峰著　200 元
5. 神奇貼敷療法　安在峰著　200 元
6. 神奇薰洗療法　安在峰著　200 元
7. 神奇耳穴療法　安在峰著　200 元
8. 神奇指針療法　安在峰著　200 元
9. 神奇藥酒療法　安在峰著　200 元
10. 神奇藥茶療法　安在峰著　200 元
11. 神奇推拿療法　張貴荷著　200 元
12. 神奇止痛療法　漆 浩 著　200 元

・常見病藥膳調養叢書・品冠編號 631

1. 脂肪肝四季飲食 蕭守貴著 200 元
2. 高血壓四季飲食 秦玖剛著 200 元
3. 慢性腎炎四季飲食 魏從強著 200 元
4. 高脂血症四季飲食 薛輝著 200 元
5. 慢性胃炎四季飲食 馬秉祥著 200 元
6. 糖尿病四季飲食 王耀獻著 200 元
7. 癌症四季飲食 李忠著 200 元

·彩色圖解保健·品冠編號 64

1. 瘦身 主婦之友社 300 元
2. 腰痛 主婦之友社 300 元
3. 肩膀痠痛 主婦之友社 300 元
4. 腰、膝、腳的疼痛 主婦之友社 300 元
5. 壓力、精神疲勞 主婦之友社 300 元
6. 眼睛疲勞、視力減退 主婦之友社 300 元

·心 想 事 成·品冠編號 65

1. 魔法愛情點心 結城莫拉著 120 元
2. 可愛手工飾品 結城莫拉著 120 元
3. 可愛打扮 & 髮型 結城莫拉著 120 元
4. 撲克牌算命 結城莫拉著 120 元

·熱 門 新 知·品冠編號 67

1. 圖解基因與 DNA （精） 中原英臣 主編 230 元
2. 圖解人體的神奇 （精） 米山公啟 主編 230 元
3. 圖解腦與心的構造 （精） 永田和哉 主編 230 元
4. 圖解科學的神奇 （精） 鳥海光弘 主編 230 元
5. 圖解數學的神奇 （精） 柳 谷 晃 著 250 元
6. 圖解基因操作 （精） 海老原充 主編 230 元
7. 圖解後基因組 （精） 才園哲人 著

·法律專欄連載·大展編號 58

台大法學院 法律學系／策劃
法律服務社／編著

1. 別讓您的權利睡著了(1) 200 元
2. 別讓您的權利睡著了(2) 200 元

·武 術 特 輯·大展編號 10

1. 陳式太極拳入門 馮志強編著 180 元

2.	武式太極拳	郝少如編著	200 元
3.	練功十八法入門	蕭京凌編著	120 元
4.	教門長拳	蕭京凌編著	150 元
5.	跆拳道	蕭京凌編譯	180 元
6.	正傳合氣道	程曉鈴譯	200 元
7.	圖解雙節棍	陳銘遠著	150 元
8.	格鬥空手道	鄭旭旭編著	200 元
9.	實用跆拳道	陳國榮編著	200 元
10.	武術初學指南	李文英、解守德編著	250 元
11.	泰國拳	陳國榮著	180 元
12.	中國式摔跤	黃　斌編著	180 元
13.	太極劍入門	李德印編著	180 元
14.	太極拳運動	運動司編	250 元
15.	太極拳譜	清・王宗岳等著	280 元
16.	散手初學	冷　峰編著	200 元
17.	南拳	朱瑞琪編著	180 元
18.	吳式太極劍	王培生著	200 元
19.	太極拳健身與技擊	王培生著	250 元
20.	秘傳武當八卦掌	狄兆龍著	250 元
21.	太極拳論譚	沈　壽著	250 元
22.	陳式太極拳技擊法	馬　虹著	250 元
23.	二十四式/三十二式 太極 拳/劍	闞桂香著	180 元
24.	楊式秘傳 129 式太極長拳	張楚全著	280 元
25.	楊式太極拳架詳解	林炳堯著	280 元
26.	華佗五禽劍	劉時榮著	180 元
27.	太極拳基礎講座：基本功與簡化 24 式	李德印著	250 元
28.	武式太極拳精華	薛乃印著	200 元
29.	陳式太極拳拳理闡微	馬　虹著	350 元
30.	陳式太極拳體用全書	馬　虹著	400 元
31.	張三豐太極拳	陳占奎著	200 元
32.	中國太極推手	張　山主編	300 元
33.	48 式太極拳入門	門惠豐編著	220 元
34.	太極拳奇人奇功	嚴翰秀編著	250 元
35.	心意門秘籍	李新民編著	220 元
36.	三才門乾坤戊己功	王培生編著	220 元
37.	武式太極劍精華 +VCD	薛乃印編著	350 元
38.	楊式太極拳	傅鐘文演述	200 元
39.	陳式太極拳、劍 36 式	闞桂香編著	250 元
40.	正宗武式太極拳	薛乃印著	220 元
41.	杜元化＜太極拳正宗＞考析	王海洲等著	300 元
42.	＜珍貴版＞陳式太極拳	沈家楨著	280 元
43.	24 式太極拳＋VCD	中國國家體育總局著	350 元
44.	太極推手絕技	安在峰編著	250 元
45.	孫祿堂武學錄	孫祿堂著	300 元

46. <珍貴本>陳式太極拳精選　馮志強著　280 元
47. 武當趙保太極拳小架　鄭悟清傳授　250 元
48. 太極拳習練知識問答　邱丕相主編　220 元
49. 八法拳 八法槍　武世俊著　220 元

・彩色圖解太極武術・大展編號 102

1. 太極功夫扇　李德印編著　220 元
2. 武當太極劍　李德印編著　220 元
3. 楊式太極劍　李德印編著　220 元
4. 楊式太極刀　王志遠著　220 元

・名師出高徒・大展編號 111

1. 武術基本功與基本動作　劉玉萍編著　200 元
2. 長拳入門與精進　吳彬　等著　220 元
3. 劍術刀術入門與精進　楊柏龍等著　220 元
4. 棍術、槍術入門與精進　邱丕相編著　220 元
5. 南拳入門與精進　朱瑞琪編著　220 元
6. 散手入門與精進　張　山等著　220 元
7. 太極拳入門與精進　李德印編著　280 元
8. 太極推手入門與精進　田金龍編著　220 元

・實用武術技擊・大展編號 112

1. 實用自衛拳法　溫佐惠　著　250 元
2. 搏擊術精選　陳清山等著　220 元
3. 秘傳防身絕技　程崑彬　著　230 元
4. 振藩截拳道入門　陳琦平　著　220 元
5. 實用擒拿法　韓建中　著　220 元
6. 擒拿反擒拿 88 法　韓建中　著　250 元
7. 武當秘門技擊術入門篇　高　翔　著　250 元
8. 武當秘門技擊術絕技篇　高　翔　著　250 元

・中國武術規定套路・大展編號 113

1. 螳螂拳　中國武術系列　300 元
2. 劈掛拳　規定套路編寫組　300 元
3. 八極拳　國家體育總局　250 元

・中華傳統武術・大展編號 114

1. 中華古今兵械圖考　裴錫榮 主編　280 元
2. 武當劍　陳湘陵 編著　200 元

3. 梁派八卦掌（老八掌） 李子鳴 遺著 220元
4. 少林72藝與武當36功 裴錫榮 主編 230元
5. 三十六把擒拿 佐藤金兵衛 主編 200元
6. 武當太極拳與盤手20法 裴錫榮 主編 220元

・少林功夫・大展編號115

1. 少林打擂秘訣 德虔、素法 編著 300元
2. 少林三大名拳 炮拳、大洪拳、六合拳 門惠豐 等著 200元
3. 少林三絕 氣功、點穴、擒拿 德虔 編著 300元
4. 少林怪兵器秘傳 素法 等著 250元
5. 少林護身暗器秘傳 素法 等著 220元
6. 少林金剛硬氣功 楊維 編著 250元
7. 少林棍法大全 德虔、素法 編著

・原地太極拳系列・大展編號11

1. 原地綜合太極拳24式 胡啟賢創編 220元
2. 原地活步太極拳42式 胡啟賢創編 200元
3. 原地簡化太極拳24式 胡啟賢創編 200元
4. 原地太極拳12式 胡啟賢創編 200元
5. 原地青少年太極拳22式 胡啟賢創編 200元

・道學文化・大展編號12

1. 道在養生：道教長壽術 郝勤 等著 250元
2. 龍虎丹道：道教內丹術 郝勤 著 300元
3. 天上人間：道教神仙譜系 黃德海著 250元
4. 步罡踏斗：道教祭禮儀典 張澤洪著 250元
5. 道醫窺秘：道教醫學康復術 王慶餘等著 250元
6. 勸善成仙：道教生命倫理 李 剛著 250元
7. 洞天福地：道教宮觀勝境 沙銘壽著 250元
8. 青詞碧簫：道教文學藝術 楊光文等著 250元
9. 沈博絕麗：道教格言精粹 朱耕發等著 250元

・易學智慧・大展編號122

1. 易學與管理 余敦康主編 250元
2. 易學與養生 劉長林等著 300元
3. 易學與美學 劉綱紀等著 300元
4. 易學與科技 董光壁著 280元
5. 易學與建築 韓增祿著 280元
6. 易學源流 鄭萬耕著 280元
7. 易學的思維 傅雲龍等著 250元

8.	周易與易圖	李　申著	250元
9.	中國佛教與周易	王仲堯著	元

・神　算　大　師・大展編號 123

1.	劉伯溫神算兵法	應　涵編著	280元
2.	姜太公神算兵法	應　涵編著	280元
3.	鬼谷子神算兵法	應　涵編著	280元
4.	諸葛亮神算兵法	應　涵編著	280元

・秘傳占卜系列・大展編號 14

1.	手相術	淺野八郎著	180元
2.	人相術	淺野八郎著	180元
3.	西洋占星術	淺野八郎著	180元
4.	中國神奇占卜	淺野八郎著	150元
5.	夢判斷	淺野八郎著	150元
6.	前世、來世占卜	淺野八郎著	150元
7.	法國式血型學	淺野八郎著	150元
8.	靈感、符咒學	淺野八郎著	150元
9.	紙牌占卜術	淺野八郎著	150元
10.	ESP 超能力占卜	淺野八郎著	150元
11.	猶太數的秘術	淺野八郎著	150元
12.	新心理測驗	淺野八郎著	160元
13.	塔羅牌預言秘法	淺野八郎著	200元

・趣味心理講座・大展編號 15

1.	性格測驗（1） 探索男與女	淺野八郎著	140元
2.	性格測驗（2） 透視人心奧秘	淺野八郎著	140元
3.	性格測驗（3） 發現陌生的自己	淺野八郎著	140元
4.	性格測驗（4） 發現你的真面目	淺野八郎著	140元
5.	性格測驗（5） 讓你們吃驚	淺野八郎著	140元
6.	性格測驗（6） 洞穿心理盲點	淺野八郎著	140元
7.	性格測驗（7） 探索對方心理	淺野八郎著	140元
8.	性格測驗（8） 由吃認識自己	淺野八郎著	160元
9.	性格測驗（9） 戀愛知多少	淺野八郎著	160元
10.	性格測驗（10）由裝扮瞭解人心	淺野八郎著	160元
11.	性格測驗（11）敲開內心玄機	淺野八郎著	140元
12.	性格測驗（12）透視你的未來	淺野八郎著	160元
13.	血型與你的一生	淺野八郎著	160元
14.	趣味推理遊戲	淺野八郎著	160元
15.	行為語言解析	淺野八郎著	160元

・婦幼天地・大展編號 16

1.	八萬人減肥成果	黃靜香譯	180 元
2.	三分鐘減肥體操	楊鴻儒譯	150 元
3.	窈窕淑女美髮秘訣	柯素娥譯	130 元
4.	使妳更迷人	成　玉譯	130 元
5.	女性的更年期	官舒妍編譯	160 元
6.	胎內育兒法	李玉瓊編譯	150 元
7.	早產兒袋鼠式護理	唐岱蘭譯	200 元
8.	初次懷孕與生產	婦幼天地編譯組	180 元
9.	初次育兒 12 個月	婦幼天地編譯組	180 元
10.	斷乳食與幼兒食	婦幼天地編譯組	180 元
11.	培養幼兒能力與性向	婦幼天地編譯組	180 元
12.	培養幼兒創造力的玩具與遊戲	婦幼天地編譯組	180 元
13.	幼兒的症狀與疾病	婦幼天地編譯組	180 元
14.	腿部苗條健美法	婦幼天地編譯組	180 元
15.	女性腰痛別忽視	婦幼天地編譯組	150 元
16.	舒展身心體操術	李玉瓊編譯	130 元
17.	三分鐘臉部體操	趙薇妮著	160 元
18.	生動的笑容表情術	趙薇妮著	160 元
19.	心曠神怡減肥法	川津祐介著	130 元
20.	內衣使妳更美麗	陳玄茹譯	130 元
21.	瑜伽美姿美容	黃靜香編著	180 元
22.	高雅女性裝扮學	陳珮玲譯	180 元
23.	蠶糞肌膚美顏法	梨秀子著	160 元
24.	認識妳的身體	李玉瓊譯	160 元
25.	產後恢復苗條體態	居理安・芙萊喬著	200 元
26.	正確護髮美容法	山崎伊久江著	180 元
27.	安琪拉美姿養生學	安琪拉蘭斯博瑞著	180 元
28.	女體性醫學剖析	增田豐著	220 元
29.	懷孕與生產剖析	岡部綾子著	180 元
30.	斷奶後的健康育兒	東城百合子著	220 元
31.	引出孩子幹勁的責罵藝術	多湖輝著	170 元
32.	培養孩子獨立的藝術	多湖輝著	170 元
33.	子宮肌瘤與卵巢囊腫	陳秀琳編著	180 元
34.	下半身減肥法	納他夏・史達賓著	180 元
35.	女性自然美容法	吳雅菁編著	180 元
36.	再也不發胖	池園悅太郎著	170 元
37.	生男生女控制術	中垣勝裕著	220 元
38.	使妳的肌膚更亮麗	楊　皓編著	170 元
39.	臉部輪廓變美	芝崎義夫著	180 元
40.	斑點、皺紋自己治療	高須克彌著	180 元
41.	面皰自己治療	伊藤雄康著	180 元

42.	隨心所欲瘦身冥想法	原久子著	180 元
43.	胎兒革命	鈴木丈織著	180 元
44.	NS 磁氣平衡法塑造窈窕奇蹟	古屋和江著	180 元
45.	享瘦從腳開始	山田陽子著	180 元
46.	小改變瘦 4 公斤	宮本裕子著	180 元
47.	軟管減肥瘦身	高橋輝男著	180 元
48.	海藻精神秘美容法	劉名揚編著	180 元
49.	肌膚保養與脫毛	鈴木真理著	180 元
50.	10 天減肥 3 公斤	彤雲編輯組	180 元
51.	穿出自己的品味	西村玲子著	280 元
52.	小孩髮型設計	李芳黛譯	250 元

・青　春　天　地・大展編號 17

1.	A 血型與星座	柯素娥編譯	160 元
2.	B 血型與星座	柯素娥編譯	160 元
3.	0 血型與星座	柯素娥編譯	160 元
4.	AB 血型與星座	柯素娥編譯	120 元
5.	青春期性教室	呂貴嵐編譯	130 元
7.	難解數學破題	宋釗宜編譯	130 元
9.	小論文寫作秘訣	林顯茂編譯	120 元
11.	中學生野外遊戲	熊谷康編著	120 元
12.	恐怖極短篇	柯素娥編譯	130 元
13.	恐怖夜話	小毛驢編譯	130 元
14.	恐怖幽默短篇	小毛驢編譯	120 元
15.	黑色幽默短篇	小毛驢編譯	120 元
16.	靈異怪談	小毛驢編譯	130 元
17.	錯覺遊戲	小毛驢編著	130 元
18.	整人遊戲	小毛驢編著	150 元
19.	有趣的超常識	柯素娥編譯	130 元
20.	哦！原來如此	林慶旺編譯	130 元
21.	趣味競賽 100 種	劉名揚編譯	120 元
22.	數學謎題入門	宋釗宜編譯	150 元
23.	數學謎題解析	宋釗宜編譯	150 元
24.	透視男女心理	林慶旺編譯	120 元
25.	少女情懷的自白	李桂蘭編譯	120 元
26.	由兄弟姊妹看命運	李玉瓊編譯	130 元
27.	趣味的科學魔術	林慶旺編譯	150 元
28.	趣味的心理實驗室	李燕玲編譯	150 元
29.	愛與性心理測驗	小毛驢編譯	130 元
30.	刑案推理解謎	小毛驢編譯	180 元
31.	偵探常識推理	小毛驢編譯	180 元
32.	偵探常識解謎	小毛驢編譯	130 元
33.	偵探推理遊戲	小毛驢編譯	180 元

34. 趣味的超魔術	廖玉山編著	150 元
35. 趣味的珍奇發明	柯素娥編著	150 元
36. 登山用具與技巧	陳瑞菊編著	150 元
37. 性的漫談	蘇燕謀編著	180 元
38. 無的漫談	蘇燕謀編著	180 元
39. 黑色漫談	蘇燕謀編著	180 元
40. 白色漫談	蘇燕謀編著	180 元

・健　康　天　地・大展編號 18

1. 壓力的預防與治療	柯素娥編譯	130 元
2. 超科學氣的魔力	柯素娥編譯	130 元
3. 尿療法治病的神奇	中尾良一著	130 元
4. 鐵證如山的尿療法奇蹟	廖玉山譯	120 元
5. 一日斷食健康法	葉慈容編譯	150 元
6. 胃部強健法	陳炳崑譯	120 元
7. 癌症早期檢查法	廖松濤譯	160 元
8. 老人痴呆症防止法	柯素娥編譯	170 元
9. 松葉汁健康飲料	陳麗芬編譯	150 元
10. 揉肚臍健康法	永井秋夫著	150 元
11. 過勞死、猝死的預防	卓秀貞編譯	130 元
12. 高血壓治療與飲食	藤山順豐著	180 元
13. 老人看護指南	柯素娥編譯	150 元
14. 美容外科淺談	楊啟宏著	150 元
15. 美容外科新境界	楊啟宏著	150 元
16. 鹽是天然的醫生	西英司郎著	140 元
17. 年輕十歲不是夢	梁瑞麟譯	200 元
18. 茶料理治百病	桑野和民著	180 元
20. 杜仲茶養顏減肥法	西田博著	170 元
21. 蜂膠驚人療效	瀨長良三郎著	180 元
22. 蜂膠治百病	瀨長良三郎著	180 元
23. 醫藥與生活	鄭炳全著	180 元
24. 鈣長生寶典	落合敏著	180 元
25. 大蒜長生寶典	木下繁太郎著	160 元
26. 居家自我健康檢查	石川恭三著	160 元
27. 永恆的健康人生	李秀鈴譯	200 元
28. 大豆卵磷脂長生寶典	劉雪卿譯	150 元
29. 芳香療法	梁艾琳譯	160 元
30. 醋長生寶典	柯素娥譯	180 元
31. 從星座透視健康	席拉・吉蒂斯著	180 元
32. 愉悅自在保健學	野本二士夫著	160 元
33. 裸睡健康法	丸山淳士等著	160 元
34. 糖尿病預防與治療	藤山順豐著	180 元
35. 維他命長生寶典	菅原明子著	180 元

36. 維他命C新效果　鐘文訓編　150元
37. 手、腳病理按摩　堤芳朗著　160元
38. AIDS瞭解與預防　彼得塔歇爾著　180元
39. 甲殼質殼聚糖健康法　沈永嘉譯　160元
40. 神經痛預防與治療　木下真男著　160元
41. 室內身體鍛鍊法　陳炳崑編著　160元
42. 吃出健康藥膳　劉大器編著　180元
43. 自我指壓術　蘇燕謀編著　160元
44. 紅蘿蔔汁斷食療法　李玉瓊編著　150元
45. 洗心術健康秘法　竺翠萍編譯　170元
46. 枇杷葉健康療法　柯素娥編譯　180元
47. 抗衰血癒　楊啟宏著　180元
48. 與癌搏鬥記　逸見政孝著　180元
49. 冬蟲夏草長生寶典　高橋義博著　170元
50. 痔瘡・大腸疾病先端療法　宮島伸宜著　180元
51. 膠布治癒頑固慢性病　加瀨建造著　180元
52. 芝麻神奇健康法　小林貞作著　170元
53. 香煙能防止癡呆？　高田明和著　180元
54. 穀菜食治癌療法　佐藤成志著　180元
55. 貼藥健康法　松原英多著　180元
56. 克服癌症調和道呼吸法　帶津良一著　180元
57. B型肝炎預防與治療　野村喜重郎著　180元
58. 青春永駐養生導引術　早島正雄著　180元
59. 改變呼吸法創造健康　原久子著　180元
60. 荷爾蒙平衡養生秘訣　出村博著　180元
61. 水美肌健康法　井戶勝富著　170元
62. 認識食物掌握健康　廖梅珠編著　170元
63. 痛風劇痛消除法　鈴木吉彥著　180元
64. 酸莖菌驚人療效　上田明彥著　180元
65. 大豆卵磷脂治現代病　神津健一著　200元
66. 時辰療法—危險時刻凌晨4時　呂建強等著　180元
67. 自然治癒力提升法　帶津良一著　180元
68. 巧妙的氣保健法　藤平墨子著　180元
69. 治癒C型肝炎　熊田博光著　180元
70. 肝臟病預防與治療　劉名揚編著　180元
71. 腰痛平衡療法　荒井政信著　180元
72. 根治多汗症、狐臭　稻葉益巳著　220元
73. 40歲以後的骨質疏鬆症　沈永嘉譯　180元
74. 認識中藥　松下一成著　180元
75. 認識氣的科學　佐佐木茂美著　180元
76. 我戰勝了癌症　安田伸著　180元
77. 斑點是身心的危險信號　中野進著　180元
78. 艾波拉病毒大震撼　玉川重德著　180元
79. 重新還我黑髮　桑名隆一郎著　180元

80. 身體節律與健康　林博史著　180 元
81. 生薑治萬病　石原結實著　180 元
83. 木炭驚人的威力　大槻彰著　200 元
84. 認識活性氧　井土貴司著　180 元
85. 深海鮫治百病　廖玉山編著　180 元
86. 神奇的蜂王乳　井上丹治著　180 元
87. 卡拉 OK 健腦法　東潔著　180 元
88. 卡拉 OK 健康法　福田伴男著　180 元
89. 醫藥與生活　鄭炳全著　200 元
90. 洋蔥治百病　宮尾興平著　180 元
91. 年輕 10 歲快步健康法　石塚忠雄著　180 元
92. 石榴的驚人神效　岡本順子著　180 元
93. 飲料健康法　白鳥早奈英著　180 元
94. 健康棒體操　劉名揚編譯　180 元
95. 催眠健康法　蕭京凌編著　180 元
96. 鬱金（美王）治百病　水野修一著　180 元
97. 醫藥與生活　鄭炳全著　200 元

・實用女性學講座・大展編號 19

1. 解讀女性內心世界　島田一男著　150 元
2. 塑造成熟的女性　島田一男著　150 元
3. 女性整體裝扮學　黃靜香編著　180 元
4. 女性應對禮儀　黃靜香編著　180 元
5. 女性婚前必修　小野十傳著　200 元
6. 徹底瞭解女人　田口二州著　180 元
7. 拆穿女性謊言 88 招　島田一男著　200 元
8. 解讀女人心　島田一男著　200 元
9. 俘獲女性絕招　志賀貢著　200 元
10. 愛情的壓力解套　中村理英子著　200 元
11. 妳是人見人愛的女孩　廖松濤編著　200 元

・校園系列・大展編號 20

1. 讀書集中術　多湖輝著　180 元
2. 應考的訣竅　多湖輝著　150 元
3. 輕鬆讀書贏得聯考　多湖輝著　180 元
4. 讀書記憶秘訣　多湖輝著　180 元
5. 視力恢復！超速讀術　江錦雲譯　180 元
6. 讀書 36 計　黃柏松編著　180 元
7. 驚人的速讀術　鐘文訓編著　170 元
8. 學生課業輔導良方　多湖輝著　180 元
9. 超速讀超記憶法　廖松濤編著　180 元
10. 速算解題技巧　宋釗宜編著　200 元

11. 看圖學英文　陳炳崑編著　200元
12. 讓孩子最喜歡數學　沈永嘉譯　180元
13. 催眠記憶術　林碧清譯　180元
14. 催眠速讀術　林碧清譯　180元
15. 數學式思考學習法　劉淑錦譯　200元
16. 考試憑要領　劉孝暉著　180元
17. 事半功倍讀書法　王毅希著　200元
18. 超金榜題名術　陳蒼杰譯　200元
19. 靈活記憶術　林耀慶編著　180元
20. 數學增強要領　江修楨編著　180元
21. 使頭腦靈活的數學　逢澤明著　200元
22. 難解數學破題　宋釗宜著　200元

・實用心理學講座・大展編號 21

1. 拆穿欺騙伎倆　多湖輝著　140元
2. 創造好構想　多湖輝著　140元
3. 面對面心理術　多湖輝著　160元
4. 偽裝心理術　多湖輝著　140元
5. 透視人性弱點　多湖輝著　180元
6. 自我表現術　多湖輝著　180元
7. 不可思議的人性心理　多湖輝著　180元
8. 催眠術入門　多湖輝著　150元
9. 責罵部屬的藝術　多湖輝著　150元
10. 精神力　多湖輝著　150元
11. 厚黑說服術　多湖輝著　150元
12. 集中力　多湖輝著　150元
13. 構想力　多湖輝著　150元
14. 深層心理術　多湖輝著　160元
15. 深層語言術　多湖輝著　160元
16. 深層說服術　多湖輝著　180元
17. 掌握潛在心理　多湖輝著　160元
18. 洞悉心理陷阱　多湖輝著　180元
19. 解讀金錢心理　多湖輝著　180元
20. 拆穿語言圈套　多湖輝著　180元
21. 語言的內心玄機　多湖輝著　180元
22. 積極力　多湖輝著　180元

・超現實心靈講座・大展編號 22

1. 超意識覺醒法　詹蔚芬編譯　130元
2. 護摩秘法與人生　劉名揚編譯　130元
3. 秘法！超級仙術入門　陸明譯　150元
4. 給地球人的訊息　柯素娥編著　150元

國家圖書館出版品預行編目資料

胃部機能與強健／程彬編著
－初版－臺北市，大展，民 92
面；21 公分－（健康加油站；2）
ISBN 957-468-234-X（平裝）
1. 胃－疾病　2. 健康法

415.52　　92009722

胃部機能與強健

ISBN 957-468-234-X

著 作 者／程　彬
發 行 人／蔡 森 明
出 版 者／大展出版社有限公司
社　址／台北市北投區（石牌）致遠一路 2 段 12 巷 1 號
電　話／(02) 28236031・28236033・28233123
傳　真／(02) 28272069
郵政劃撥／01669551
E-mail／dah_jaan @pchome.com.tw
網　站／www.dah-jaan.com.tw
登 記 證／局版臺業字第 2171 號
承 印 者／國順圖書印刷行
裝　訂／協億印製廠股份有限公司
排 版 者／千兵企業有限公司
初版 1 刷／2003 年（民 92 年） 8 月

定　價／180 元

大展好書　好書大展
品嘗好書　冠群可期

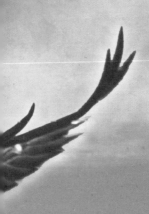